中医诗词歌诀丛书

李成文 主编

李元青 饶 洪 申旭辉 副主编

中医诗词歌诀

万全

化学工业出版社

·北京·

本书介绍明代著名中医学家万全撰写的有关中医临床、用药等方面的诗词歌诀，内容涵盖内科、儿科、妇科、外科的病理、症状、诊断与治疗等，其中尤以儿科为多。

本书适合中医从业人员、中医相关专业师生参考。

图书在版编目（CIP）数据

万全中医诗词歌诀/李成文主编 . —北京：化学工业出版社，2017.12
ISBN 978-7-122-31270-9

Ⅰ．①万…　Ⅱ．①李…　Ⅲ．①方歌-汇编　Ⅳ．①R289.4

中国版本图书馆 CIP 数据核字（2017）第 316038 号

责任编辑：彭爱铭　戴小玲　　　　　文字编辑：赵爱萍
责任校对：宋　玮　　　　　　　　　装帧设计：张　辉

出版发行：化学工业出版社(北京市东城区青年湖南街 13 号　邮政编码 100011)
印　　刷：大厂聚鑫印刷有限责任公司
装　　订：三河市宇新装订厂
850mm×1168mm　1/32　印张 7¾　字数 197 千字
2019 年 3 月北京第 1 版第 1 次印刷

购书咨询：010-64518888　　　售后服务：010-64518899
网　　址：http://www.cip.com.cn
凡购买本书，如有缺损质量问题，本社销售中心负责调换。

定　　价：39.80 元

前　言

　　诗词歌赋是中国传统文学的精髓之一，也是中国文化的重要组成部分；有着严格的格律、对仗规则和平仄要求。古今圣贤、学者与文人骚客为后世留下了大量的诗词歌赋，成为我们的国粹。历代中医学家为了教授弟子与普及中医，并打好基本功，编纂了大量脍炙人口的诗词歌赋，涵盖本草、方剂、脉诊、病证、针灸经络等领域，涉及内外妇儿五官各科。其朗朗上口，便于背诵，易记难忘，终身受益，备受青睐，对学习中医产生了重要的影响，由此也成为中医文化的重要组成部分。

　　1949 年以后，虽然众多版商刊印了许多歌诀，但并未对历代医家的诗词歌赋/歌诀进行系统的挖掘整理，近年来在河南中医药大学中医药与经济社会发展研究中心的大力支持下，我们整理编纂了《中医诗词歌诀》丛书，包括医家个人诗词、各科歌诀，不仅可帮助学习中医，而且也将对中医药文化建设起到一定的促进作用。

　　明代著名医家万全（1499～1582），字全仁，号密斋，湖北罗田人，祖籍江西。万氏出身中医儿科世家，幼习举子业，转承家学，潜心《灵枢》《素问》，精研岐黄，荟萃众长，提出"脾胃虚弱，百病蜂起"之说，精于内科、妇科、儿科和养生学，临证注重调理脾胃，善用丸散膏丹。详细论述寡欲、慎动、法时、却疾养生方法及方药。万氏临证之余，总结经验，著书立说，撰写《幼科发挥》《片玉心书》《育婴秘诀》《痘疹心法》《片玉痘疹》《广嗣纪要》《万氏女科》《伤寒摘锦》《保命歌括》《养生四要》10 部著作，其中包含了大量的诗词歌赋，几近千首，而用"西江月"词牌填的词就多达二百余首；涵盖了内科、妇科与儿科生理病理、诊断、症状与治疗、预后、养生等多个方面。用文学诗词歌赋方式表达中医，更增加其可读性与乐趣性，还为其课徒提供了新手段，深受后世好评。

今集其词歌赋为一炉，以科为纲，以病为目，重新纂为内科、外科、妇科、儿科四章，包括内科病证 33 种、外科病证 1 种、妇科病证 1 种、儿科病证 53 种，共 88 种病证；诗词后附录万氏临证医案，诗案互参，理论结合临床，更便于学习研究万全学术思想、临证思路、处方用药特色，并发扬光大中医药文化。

本书由李成文主编，李元青、饶洪、申旭辉担任副主编，杨雯雯参与了部分编写工作。

由于编者水平有限，不当之处敬请斧正。

李成文　丁酉年孟冬完稿于海棠轩

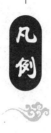

凡例

　　书以科为纲，以病为目，依据教科书分为内科、外科、妇科、儿科。儿科参考内科分类，14 岁及以下归儿科。

　　诗后所附医案，按首字音序排列。

　　诗词歌赋原文照录，标明出处，便于查阅原著。

　　疑难之处用脚注予以说明。

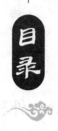

第一章 内科诗词

中 寒 歌 / 002

伤 寒 歌 / 002

中 风 歌 / 007

暑 证 / 010

湿 病 / 012

瘟 疫 / 013

火 病 / 013

内 伤 病 / 015

咳 嗽 / 016

哮 喘 / 017

心 痛 / 017

呕吐吞酸嘈杂 / 018

痞 满 / 018

腹 痛 / 019

腹 胀 / 021

泄 泻 / 022

痢 疾 / 023

膈 噎 / 023

便秘癃闭 / 024

胁 痛 / 025

积 聚 / 026

郁 病 / 027

头 痛 / 027

水 肿 / 028

虚 损 / 028

气 病 / 029

血 病 / 030

痿 痹 / 032

痰 病 / 032

腰 痛 / 033

霍　乱 / 034　　　　　　　　脚　气 / 035

疟　病 / 034

第二章　外科诗词

疝　气 / 037

第三章　妇科歌诀

妇人痘疹症治歌括 / 039　　　　胎前所忌药物歌 / 040

第四章　儿科诗词歌赋

活幼指南赋 / 043　　　　　　　观面部五色歌 / 054

慈幼儆心赋 / 045　　　　　　　三关脉纹变见歌 / 054

幼科发微赋 / 047　　　　　　　辨虎口指脉纹歌 / 055

水 镜 诀 / 049　　　　　　　　额印堂山根论歌 / 056

十 三 科 / 050　　　　　　　　年寿论歌 / 056

家传三法 / 051　　　　　　　　鼻准论歌 / 057

入门候歌三首 / 051　　　　　　正口论歌 / 057

入门审候歌 / 052　　　　　　　承浆两眉论歌 / 057

小儿五脏部位 / 052　　　　　　两眼论歌 / 058

五脏外症 / 053　　　　　　　　风池气池两颐论歌 / 058

观面部五脏形歌 / 053　　　　　两太阳论歌 / 058

两脸论歌 / 059

两颐金匮风门论歌 / 059

部 位 歌 / 059

观形察色 / 060

小儿脉法 / 061

辨小儿形色 / 062

辨小儿脉息 / 063

辨小儿脉证治 / 063

辨小儿寿夭 / 064

辨 症 歌 / 065

小儿总治法 / 065

小儿治法 / 066

五脏证治总论 / 067

肝脏证治 / 067

心脏证治 / 067

脾脏证治 / 068

肺脏证治 / 068

肾脏证治 / 069

变 蒸 / 069

感冒四气 / 070

伤 风 / 071

发 热 / 071

咳 嗽 / 074

喘 证 / 079

哮 喘 / 079

口 疮 / 080

伤 食 / 081

疳 积 / 084

呕 吐 / 088

吐 泻 / 090

泻 泄 / 092

调理脾胃 / 104

腹 痛 / 104

腹 胀 / 105

痢 疾 / 107

大小便病 / 111

大小便不通 / 112

惊 风 / 113

脐 风 / 119

痫 证 / 121

黄 疸 / 123

积 聚 / 124

头 病 / 124

水 肿 / 124

汗 证 / 127

鹤膝风 / 127

疝 病 / 128

虫 证 / 131

胎　疾 / 133

胎　毒 / 133

夜　啼 / 135

啼　哭 / 136

疮　疥 / 137

丹　毒 / 139

疝　气 / 140

痘疹碎金赋 / 141

痘疹碎金歌赋 / 145

痘疮始终歌方 / 158

痘疹总论方略 / 161

发热症治歌括 / 162

见形症治歌括 / 168

起发症治歌括 / 169

出见症治歌括 / 180

成实症治歌括 / 186

收靥症治歌括 / 194

落痂症治歌括 / 199

治痘总歌括 / 202

痘后余毒症治歌括 / 207

余毒症治歌括 / 214

疹毒症治歌括 / 220

麻疹骨髓赋 / 223

麻　疹 / 225

眼　病 / 228

耳　病 / 229

鼻　病 / 229

治　鼻 / 230

口齿病 / 230

舌　病 / 230

咽喉病 / 231

解　颅 / 231

囟巅诗 / 232

囟陷诗 / 232

龟胸诗 / 232

龟背诗 / 233

滞颐诗 / 233

语迟诗 / 233

行迟诗 / 234

发齿生迟诗 / 234

杂　症 / 234

鞠养以防其疾 / 235

第一章

内科诗词

中寒歌

阴寒杀气物遭伤，卒犯为灾恶敢当；
莫使肾经先受病，变生诸症要提防。

寒病因分中与伤，使人临病费消详；
阴经自受为真中，伤自阳经治在阳。

寒中阴经急用温，理中加附效如神❶；
房劳阴毒宜姜附，寒湿还从五积❷寻。

肝为风木自生寒，湿土脾嫌冷气干；
中下二焦有寒积，细详脉证作汤丸。（《保命歌括·卷之二·中寒》）

伤寒歌

四时正气岂伤人，休若虚时客气侵；
总把伤寒作纲领，因时立法取和平。

风寒初起太阳经，饮食如伤取太阴；
谁谓伤寒只传足，三因无病作何因。

---

❶ 指附子理中汤。万全认为，若有恶寒症，宜用麻黄附子细辛汤。
❷ 指五积散：苍术、桔梗、陈皮、麻黄、枳壳、厚朴、干姜、白芷、川芎、甘草、半夏、茯苓、肉桂、白芍、当归，姜、葱为引。

惟有伤寒不易谈，六经传变症多端；
法分三百六十七，笑煞时师妄用钤。

常苦伤寒法浩繁，只凭脉症最为先；
浮沉表里分虚实，攻补如珠自转旋。

表属三阳里属阴，阴阳脉症要分明；
若拘日数为绳墨，邪未能除反坏真。

传到阳明不一般，在经在腑不同看；
在经尚有相传症，入腑之时病不传。

伤寒两感病堪嗟，并病传来作一家；
合病伤寒多吐利，莫将异说混长沙❶。

阴阳二毒最难医，莫与伤寒一例推；
若得老师真口诀，免交七日致倾危。

痞结斑黄各有因，或因汗下或传经；
若能临病加详审，匕勺下咽起困沉。

长沙著论治伤寒，汗用辛甘下苦咸；
此法古今终不变，莫将羌活杂真诠。

六经受病被邪伤，表里调和各有方；
开得长沙无缝锁，得门而入又升堂。

表邪未罢不宜攻，病入里时汗不中；
汗下不应为大逆，与人增病是粗工。

治分三法合宜施，初汗中和末下之；
勿犯天时伤胃气，汗之宜早不宜迟。

以寒攻热热攻寒，寒热乖违病可怜；
何事六经多变例，长沙秘诀在师传。

---

❶ 指张仲景，下同。

伤寒厥逆病邪深，厥有阴阳仔细分；
阳厥大承❶四逆散❷，阴宜姜附急温经。

发汗升麻散火汤❸，柴苓❹和解最为良；
下宜胆导兼三乙❺，此是家传秘密方。

宝贵之人多内伤，勿轻汗下比寻常；
汗之伤气下伤血，病不可为空自忙。

内伤饮食外伤寒，两热相蒸脉滑弦；
表解内消原有法，藿香正气❻大承兼。

饮酒成伤号曰酲，葛花❼能解醉中人；
饮留胸胁成他症，十枣芫花饮自行。

酒客伤寒热似蒸，勿将麻桂汗之云；
葛花解毒令微汗，凉膈❽和中天水❾并。

运行力乏汗淋漓，急就阴凉解脱衣；
或向寒泉漫洗浴，伤寒同病不同医。

长沙热论著成文，暑病河间又发明；
又至东垣❿内伤论，丹溪⓫论火主滋阴。

---

❶ 指大承气汤：大黄、芒硝、枳实、厚朴。

❷ 指四逆散：柴胡、枳实、芍药、甘草。

❸ 升麻散火汤，疑是升阳散火汤之误。

❹ 柴苓：指小柴胡汤、五苓散。

❺ 三乙：指三一承气汤，大黄、芒硝、枳实、厚朴、甘草、生姜。

❻ 指藿香正气散：藿香、白芷、紫苏、茯苓、半夏曲、白术、厚朴、桔梗、炙甘草、大腹皮、陈皮。

❼ 指葛花解酲汤：莲花、青皮、木香、橘皮、人参、猪苓、茯苓、神曲、泽泻、白术、白豆蔻、葛花、砂仁。

❽ 指凉膈散：大黄、芒硝、栀子、甘草、黄芩、天花粉、连翘、薄荷。

❾ 指六一散：滑石、甘草、朱砂。

❿ 指金元著名医家李杲，下同。

⓫ 指金元著名医家朱震亨，下同。

坏病伤寒以法求，更兼复易有缘由；

补中益气为张本，荣卫调和病自瘳。

差后缘何热不除，非易非复只因虚；

仍将脉症加详审，惟有柴胡汤可居。（《保命歌括·卷之二·伤寒》）

[诗后医案]

本县平湖乡耆老，嘉靖甲辰年二月病伤寒，请予治之。诊其脉，弦滑而数，问其病，发热、头眩、口渴。予曰：病似两感，无恶寒证，乃酒伤寒也。答曰：果因酒后受寒。乃作葛花解醒汤一剂，得微汗而稍安。过三日后，两胁痛如刀刺，亟请予，连呼救我，畏死之心可哀也。请诊其脉，全曰：不必诊也，此是酒病未尽耳。盖酒性热而有毒，乃无形之气也；其体则水，乃有形之物也。向得微汗，其气已散，其体犹存，两胁刺痛，乃停饮也。取芫花二两，醋炒焦黑，大枣十枚，水一盏，煎服。只一服，利下清水而愈。

本县生员胡晏，乃三溪乳父也，年五十。嘉靖壬寅四月病伤寒，十六日不解，其证乍寒时，即以衣被厚覆，蒙头而卧，不胜其寒；乍热时，即彻去其衣被，裸露其身，更用扇，不胜其热。一日一夜如此十余次。请医张胜霄、万小竹，皆谓不识其证，三溪自知医，亦云不识，相议云：万密斋看得书多，何不请来治之！即遣人请予至。语其病状可怪，待诊其脉，予曰：不必诊脉，此易知也。夫恶寒，病在表也，何以无头痛证？恶热病在里也，何以无烦渴、便溺不利证？此病在半表半里，阴阳混乱也。故阴气乘阳则恶寒，阳气乘阴则恶热，宜用小柴胡汤以治其半表半里之邪，栀子、豆豉以治其阴阳错杂之邪。三溪顾二医曰：此论是也。即合药服之，其日寒热不再作而愈。

本县知县唐肖峰，嘉靖丙寅年二月丁，祭后得伤寒，医进九味羌活汤不效；又云内伤挟外感，进补中益气汤不效，又进柴苓汤去人参，其病略减。四日，复发热，头苦痛，医欲下之，未决，始召全治。诊其脉，洪长而弦。全告曰：公元气素虚，因起太早，感寒得之。今病在阳明少阳也，乃并病也。乍热乍凉者，少阳也；头苦痛者，阳明也。宜服小柴胡合葛根葱白汤。公曰：吾平生多痰火病，勿用人参。全告曰：公元气不足，乃虚火也。实火宜泻，虚火宜补，公勿疑，愿呈结状。公虽强从，心尚恐也。一剂而病愈。

公乃与全斟酌服饵之方。公曰：吾平日服四物汤加黄柏、知母滋阴降火之药，参、芪不敢犯也，汝当议处一方来。全曰：病有虚实，以脉察之；药有补泻，以脉主之。诊公之脉，弦滑而弱，弦者肝脉也，公性急躁，肝火太旺，乃龙雷之火，遇木而燔，遇水而炽，遇金石而销，非若人火可以水灭也。经云：肝苦急，急食甘以缓之。又云：甘能泻火。故非人参、黄芪、甘草之甘温不能制也。脉滑为痰，弱为虚，只因中气之虚，气不归元，血不归经。气失其平则为火，血失所归则为痰，此公之病源也。呈进一方以人参、黄芪、甘草为主，补元气而泻火；陈皮（去白）、白茯苓以行气利痰；麦门冬以清肺平肝，少加黄柏、知母以滋肾水，使一水可以胜二火也。公喜从之，在县三年，只服此方。尝笑谓全曰：吾当时怕用人参，常病痰火；今服过人参二斤余矣，痰火俱无，汝之力也。

广东高要县知县陈瑞野，隆庆二年正月，朝觐在京都，一门子病伤寒。其县典史知医，与之发汗，七日后不愈，小腹满痛而呻，不敢下。时予同本县知县唐肖峰在京，请治之。诊其脉，两尺沉弦而急。问曰：曾渴饮水乎？其人答曰：甚渴，虽饮水，渴不止。予曰：此蓄水似疝证，不可下也。乃以五苓散以利其水，加川楝子、小茴香以止小腹之痛。一服，其夜洞泄四五行，皆清水。次日又求治，予曰：不必再药，水尽泄自止。三日后果安。

嘉靖辛酉年二月朔后，大雪平地尺余。一妇人病，至十三日，其家人来求药，告以病状：初头苦痛，至今十日，昏睡不醒，喉中痰响，手足俱冷，其身僵直。予思：此妇人元气素弱，必因远行而得。问之，果于初三日冒雪往亲戚家，归即病也。予曰：此寒初中足少阴、厥阴二经也。默默喜睡者，足少阴肾病也。头苦痛，厥逆僵直痰响者，厥阴肝者也。乃以十全大补汤去地黄、芍药，加细辛、半夏、干姜，与三剂去。五日后来求谢，曰病安矣。

伤寒阳明病便秘经方小承气汤　本县致仕州判汪城南内子胡，嘉靖癸亥年五十岁。八月病伤寒十余日，不大便，腹中微痛，口干心烦不得卧，请予治之。诊其脉迟而微弱。予曰：经云：脉迟尚未可攻，虽有下症，无下脉也。乃以小承气汤去大黄加栀子仁，作大剂一服，微溏而安。

县学生员董西麓一子十七岁，嘉靖乙丑年三月病伤寒，请予治。诊其脉浮大无力；问其证，无恶寒，头痛，但身热，口渴，四肢倦怠。予曰：似白虎汤证而脉虚，乃饥渴劳力得之。黄芪（炙）、当归（酒洗）各一两，作汤服之而愈。

阴阳胡松山次子胡龙，嘉靖丁未年六月病热，请予与万小竹同治。身壮热，自汗出，大渴，喜裸体。诊其脉，弦大而虚。予制一方，小柴胡汤内摘柴胡、人参，白虎汤内摘知母、甘草，栀子豉汤内摘淡豆豉，共五味子、淡竹叶，作名三合汤。小竹喜曰：此方甚妙。服一剂而病愈。

英山县沈天禄，嘉靖癸卯年三月病伤寒。先请郑斗门治，名医也。汗下后病不解，身无大热，不惺惺，人来问者，但云谵语。以余论之，乃错语也，若作知母麻黄汤证，非差后昏沉也，乃汗下之后，元气未复，神识不清，可与补中益气汤去升麻、柴胡，加麦门冬、生地黄、熟附子，一服而愈。斗门叹曰：名下无虚士，如此益信。（《保命歌括·卷之三十五·医案略》）

中风歌

帝坐明堂观八风，喜从正位怕从冲；
邪虚昼发民多病，强弱中间论不同。

善行数变莫如风，正邪衰微引贼攻；
内外浅深须要辨，治分三法是良工。

六经形症见于经，便溺如难属厥阴；
对症主方求必中，勿轻汗下损元真。

体若虚赢易中风，挟痰挟火与邪通；
经分五脏须明了，脉症乖违即不中。

火生于木木生风，风火原来共一宗；
治得火时风自散，不从标本只从中。

风从火治理须明，亦有脾虚被木侵；
湿则生痰与风似，莫将中气作风称。

七情五志火相推，气中如风火所为；
乌药有方❶能顺气，蜡丸苏合❷治颠危。

四肢瘘弱状如瘫，莫作风邪一类看；
病属肺经多燥热，欲求治法问东垣。

风淫平治以辛凉，今古相传续命汤❸；
辛热过多能助火，不如通圣❹泻青❺良。

初中风时发散宜，小柴胡汤合桂枝❻；
便溺阻隔搜风取，调养无如大补奇。

中风之脉喜浮虚，浮缓而迟病易愈；
脾脉缓时空费力，小虚急数可嗟吁。

---

❶ 指乌药顺气散：乌药、陈皮、麻黄、川芎、枳壳、甘草、桔梗、白芷、干姜。

❷ 指苏合香丸：白术、朱砂、麝香、诃黎勒（诃子）、香附、沉香、青木香、安息香、白檀香、荜茇、水牛角、苏合香、冰片、丁香、熏陆香（乳香）。

❸ 指小续命汤：麻黄、防己、人参、黄芩、肉桂、甘草、芍药、川芎、杏仁、附子、防风、生姜。

❹ 指防风通圣散：防风、川芎、当归、芍药、薄荷、麻黄、荆芥、栀子、大黄、芒硝、白术、黄芩、桔梗、石膏、甘草、滑石、生姜。

❺ 指泻青丸：当归、龙胆、川芎、栀子、大黄、羌活、防风。

❻ 指小柴胡汤合桂枝汤，万氏用其代表小续命汤。

中风人在四旬逾，肾气始衰荣卫虚；
肥者多痰知气弱，瘦人多火血无余。

瘫痪休将左右分，皆因血少不荣筋；
若将痿痹同条贯，误杀阎浮❶多少人。

百病无如风最先，莫将杂病一般看；
中间恶症须详察，勿被时人作笑谈。

调理风邪各有方，不如火艾最为良；
七年痼疾三年艾，如觉风来可预防。（《保命歌括·卷之一·中风》）

[诗后医案]

一妇人年四十余，形黑而瘠，性躁急。嘉靖庚申五月，左腿发内痈，溃后，起坐。予曰：疮口未合，当禁风。其妇自恃强健，不听。忽一日眩仆，目劄口喎，身反张，手足挛曲，其家人请予治之。予曰：此破伤风，痉病也。乃用桂枝汤加熟附子、黄芪、防风，一剂而病减，再服十全大补汤，三剂而安。

黄州府管粮通判胡，嘉靖壬子冬，署掌罗田县印。素嗜酒，十一月望日，文庙行香，暴得风疾，口唇牵动，言语謇涩，召予治之。诊其脉，弦紧而滑。予告之曰：此得之脾虚有痰，因寒乃发也。公不能言，乃索笔书曰：我平昔少食，但喜饮酒。予用二陈汤，改半夏为南星，加白术、天麻、防风，一剂而定，口能言矣。时士夫有荐医张鹏者，倡为酒痰之说，欲加瓜蒌。予阻之曰：瓜蒌性寒，脾恶寒，方今隆冬，用寒远寒，瓜蒌不可加也。张弗从，予以告公曰：服此汤，前病若再作，勿罪不先说也。公亦弗听。延至十七日，进药少顷，病果复作更甚，公怒，以手指全（指万全，编者注），命急治之。予曰：寒痰正盛，非吐不可。公索笔书曰：此劫法也，不可妄用以求霸功。予告曰：诸风振掉，皆属肝木。木郁达之，吐也。

---

❶ 阎浮：即南阎浮提，佛教语，泛指人间世界。

公首肯之。予用二陈加桔梗作汤，先以软帕勒公之腹，服汤后，以鹅翎探吐之，吐去稠痰三碗许，其病始定。公能言，责鹏令去，专任全矣。予用六君子汤加黄芪、桂，调理至十二月朔，复出治事。（《保命歌括·卷之三十五·医案略》）

暑 证

小满交来相火行，天时到此热如蒸；
恒言壮火能消气，岂识强阳伤弱阴。

脉虚身热暑邪侵，弦细芤迟脉可凭；
此是阴阳俱不足，真人生脉妙通神。

夏月身中有伏阴，食寒饮水论调神；
冷伤脾胃能生病，每到秋来疟痢成。

路上行人雨汗流，农夫烈日运犁锄；
栖迟堂榭挥轻扇，受病曾分苦乐无。

伤暑伤寒法自差，河间❶著论拟长沙；
治分三法须详审，勿使真阴被火邪。

暑伤元气有阳阴，阳受香薷❷合五苓❸；
若是阴虚宜益气，平人生脉莫嫌频。

---

❶ 指金元著名医家刘完素，下同。
❷ 指香薷饮：香薷、厚朴、白扁豆。
❸ 指五苓散：茯苓、猪苓、桂枝、白术、泽泻。

辛苦奔驰受热伤，宜将脉症细消详；

气虚白虎❶如神效，血若虚时补血汤❷。

暑病人参白虎汤，东垣益气❸是仙方；

六和❹吐利能专治，烦渴无如甘露❺良。（《保命歌括·卷之三·中暑》）

[诗后医案]

蕲水县监生李少华知医。隆庆二年六月得暑病，用医王嘉桂，相议服九味羌活汤一剂，汗出不解，谓药剂小，发汗不透，复作大剂服之，汗大泄而热转甚。连进三剂，病益亟，如痴如狂，舌强，言语謇涩，手足瘈疭，小便不利，茎中痛，呻吟，以手捏之才下一二滴，不能食，惟饮水。请予往治。诊其脉，微弱而迟。人问曰：病可治否？予曰：坏病也。人问曰：坏病难治？予曰：医之过也。盖心恶热，壮火食气，方今盛暑，火气正壮，虽云发表不远热；岂可重发其汗乎？心主汗，汗之过多则伤心也；心藏神，如狂如痴者，神乱也；舌内应乎心，汗多则血虚不能荣于舌，故舌强不能言也；手足瘈疭者，汗多故筋惕肉瞤也；渴饮水者，汗多津液涸也；小便不利者，心移热于小肠，小肠移热于膀胱。膀胱者，州都之官，津液藏焉，气化则能出矣。今汗太过则津液少，壮火食气则气不化，故茎中痛而溺不得出也。乃制一方，用人参以补元气，当归身、生地黄以养心血，麦门冬助人参以利窍，使溺得行，助生地黄以入心安神，熟甘草以泻火止惕，生甘草梢以去茎中之痛。连服五剂而安。

---

❶ 指白虎汤：石膏、知母、甘草、粳米。

❷ 指当归补血汤：黄芪、当归。

❸ 指李杲清暑益气汤：黄芪、苍术、升麻、人参、白术、神曲、陈皮、泽泻、炙甘草、黄柏、麦冬、当归、葛根、青皮。

❹ 指六和汤：砂仁、半夏、杏仁、人参、茯苓、藿香、白扁豆、香薷、厚朴、木瓜、炙甘草。

❺ 指甘露饮：茯苓、泽泻、甘草、寒水石、石膏、白术、桂枝、猪苓、滑石，脉虚加人参。

本县监生汪怀江，隆庆元年五月中暑，复伤食。一医用五积散发其汗，热转甚，又一医用大柴胡汤以下之，热既不退，利又不止，且后重，请予往治。诊其脉，浮滑而数；视其证，喜裸体而卧，肤燥无汗，两足冷。予曰：前医汗之误，汗不出而反增内热；后医下之轻，下未尽而利为挟热。急则治其标，乃用黄芩、芍药、甘草作汤，一服而自利止。复诊其脉，浮滑而数未改也。予谓人曰：此病属阳明。原无汗证，因误汗而成可汗之证；原有下法，因轻下而立再下之法。或问其故，予曰：方今盛夏气热，乃用五积散燥热之剂，阳气外散，阴津内竭，阳强阴弱，故皮肤干燥而无汗也。当先养其阴以制其阳，使阴阳和，汗出而表和也。然后攻去陈莝以复其阴，以制其阳，邪去而里和也。遂以凉膈散去大黄、芒硝，加知母、石膏、淡豉、竹叶，一服微汗而身润矣。方议下之，又请医至，称是阴虚火动，不可下也，用四物汤加炒干姜，触动阳明之火，齿缝血出，足益冷，成阳厥也，乃从吾言，作凉膈散服之，利三行而病瘥。

（《保命歌括·卷之三十五·医案略》）

湿　病

雾露清邪降自天，浊邪水土地中潜；
身中饮食生脾胃，症治分来不一般。

四时为邪湿最多，法无一定待如何；
明师指与真王法，上下分消保太和。

治湿惟将水症凭，吾今一一细评论；
一般症有一般法，会煞临机应变人。（《保命歌括·卷之四·湿病》）

瘟 疫

天行时病似伤寒，大小相传病一般；
火湿为邪人不识，伏藏鬼气祸连绵。

恶毒常存汗泄中，不知回避便相冲；
邪从口鼻如侵入，气乱神危造化穷。

汗之不解毒邪深，合用柴胡❶及葛根❷；
凉膈黄连栀子豉，临时加减只滋阴。

春夏人多病大头，秋来疟痢不胜愁；
喉风赤瞎相传染，自各临时以法求。（《保命歌括·卷之六·瘟疫》）

火 病

水为精气火为神，水火阴阳各半匀；
及至真阴日衰耗，火邪欻起自焚身。

火有真邪不一般，莫将邪火作真看；
真阴原是生身本，邪火常从生后生。

---

❶ 指小柴胡汤。
❷ 指升麻葛根汤：升麻、芍药、葛根、甘草。

二火难言一水胜，水中真火火真阴；
顺之水火常相济，逆则元阳被贼侵。

邪火常生妄动中，圣人主静制其冲；
下愚不识苍天气，一妄能招百病攻。

火邪为病状难名，怪症奇形未惯经；
熟读河间原病式❶，令人心目自开明。

人火偏宜正法攻，若逢天火术须穷；
能将脉症分虚实，治不乖违是上工。

实火无过泻火良，三焦四治有奇方；
脉虚形弱还宜补，五法经中贵审详。

火病生于五脏中，仲阳❷补泻可旁通；
内伤自有东垣法，阴火丹溪自有功。（《保命歌括·卷之十·火病》）

[诗后医案]

蕲水县庠生李双溪，予亲家也。隆庆戊辰年五月病热，十七日神昏，睡不宁，口中喃喃，言微气短，大便不通十三日矣。有王医者，欲补不可，欲攻不敢，亟请予治。予曰：此内伤似外感证也，可补不可攻。不攻，则三焦之气不行，邪热内甚，故神昏且烦，多言少气也。乃用补中益气汤以补其正气之虚，作猪胆汁导法以通其邪气之实，取下结粪如羊矢者二三十枚，服补中益气汤二十帖而安。（《保命歌括·卷之三十五·医案略》）

---

❶ 指刘完素所著《素问玄机原病式》。
❷ 指宋代著名医家钱乙，字仲阳。

内伤病

五行万物土为宗，脾胃身中理亦同；
饮食劳伤通四气，越人❶明著《难经》中。

内伤外感两相因，标本良医辨得真；
先感后伤宜救本，先伤后感治标轻。

内伤发热似伤寒，候在人迎气口间；
气口内伤洪缓涩，人迎外感数浮坚。

关上浮洪举有余，按之不足是脾虚；
胃中宿食多沉滑，补泻从来不可拘。

富贵之人多内伤，耽食悦色总为殃；
形志更将分苦乐，东垣有说或遗忘。

伤寒传变六经分，脾胃如伤兼症明；
慢把五邪详脉症，从来五脏各相平。

人伤饮食胃先亏，劳倦如伤只损脾；
脾胃两伤同一体，视人肥瘦定安危。

东垣五法治脾伤，摘要教人只五方❷；
脉症若兼他脏病，随时加入补中汤。

用药须知法四时，轩岐素问理玄微；
浮沉升降随元气，寒热温凉勿犯之。

---

❶ 指秦越人。
❷ 指平胃散、五苓散、四君子汤、四物汤、黄芪建中汤。

发热平治各有方，无非散火与升阳❶；
阳邪散火令清解，阴火升阳❷体自凉。

稽古东垣论内伤，发明精旨甚精详；
补中益气安神妙，饮食成伤别主张。

经言饮食则伤脾，水谷为邪自不齐；
水蓄不消常作饮，食留积聚费推移。

病酒之人号曰酲，葛花能解醉中人；
胁痛十枣❸真奇绝，水逆长沙用五苓❹。

伤食先须问所因，食寒食热悉分明；
勿伤胃气为根本，吐下从来不可轻。

脾胃原强被食伤，就中攻取亦何妨；
假如脾弱难消食，补养中和谷气昌。

易老❺曾留枳术丸，合宜加减果仙传；
保和又是丹溪法，只恐时师会不全。（《保命歌括·卷之五·内伤病》）

咳　嗽

咳嗽何分声与痰，只将四气作蹄筌；
春风夏暑秋多湿，冬月违和总受寒。

---

❶　指升阳散火汤：升麻、葛根、独活、羌活、白芍、人参、炙甘草、柴胡、防风。

❷　指泻阴火升阳汤：柴胡、甘草、黄芪、苍术、羌活、升麻、人参、黄芩、黄连、石膏。

❸　指十枣汤：甘遂、大戟、芫花、大枣。

❹　指五苓散。

❺　指金元著名医家张元素，家居河北易州，后世尊称为易老。

治嗽三法脉为例，浮则初从发散议；
沉实消详清利行，濡弱属虚宜补益。

咳嗽连绵肺已虚，补脾滋肾莫踌躇；
一朝憔悴成劳瘥，脉证乖违事可虞。

肺痿肺痈何以别，脉来虚实分明说；
数虚肺痿薏苡仁❶，数实肺痈宜甘桔❷。（《保命歌括·卷之十七·咳嗽》）

哮　喘

哮为恶候古今传，宿疾绵延却不嫌；
五虎苏沉能解急，未闻有药可除根。

上气喘呼痰有声，四肢冷逆汗浸淫；
脉浮迟滑人生也，涩数微虚命必倾。（《保命歌括·卷之十八·哮喘》）

心　痛

心为君主岂容邪，若是真心痛不佳；
胃脘与心其位近，错呼痛处是心家。

❶　指薏苡仁散：薏苡仁、百部、黄芪、麦冬、当归、白芍、黄芩、人参、桑白皮、五味子。

❷　指甘桔汤：桔梗、贝母、当归、瓜蒌、防己、桑白皮、杏仁、甘草、薏苡仁、百合、黄芪、玄参。

心痛曾闻九种名，缘何治例未能明；
不知新久分虚实，冷热无方法并行。

心痛初因寒所生，久而变热又非寒；
食痰气血别求责，痛止须知调理难。（《保命歌括·卷之三十·心痛》）

呕吐吞酸嘈杂

足胃阳明气下行，逆行而上食难停；
有声有物呼为呕，有物无声以吐名。

诸呕吞酸名属热，寒之不去变寒中；
临病审详休执着，病人嘈杂理相同。

胃家有热难留食，胃冷无缘纳水浆；
宿食停痰多痞满，胃虚恶食细消详。

呕秽无时有数声，病深见此可忧惊；
吐而不止成翻胃，别作他方噎膈论。

呕有脓腥不必攻，心痛吐水是蛔虫；
渴而后呕为停水，秘法能令格拒通。（《保命歌括·卷之二十·呕吐吞酸嘈杂》）

痞　满

痞满须分上下中，其间虚实不相同；
临时脉证能消息，种杏成林十里红。

少腹缘何满且坚，只因便溺转行难；

满而不泻成关格，妇女宜将蓄血看。《《保命歌括·卷之二十四·痞满》》

腹满休称鼓胀❶同，误将胀满一般攻；

满从中病形诸外，胀外形坚中本空。

世人治痞皆言气，惟有东垣作血虚；

乃自泻心汤立法，启端抽绪尽其余。《《保命歌括·卷之二十四·痞满》》

腹　痛

腹痛多寒见《内经》，部分上下属三阴；

伤寒杂病休同论，《此事难知》❷辨得明。

腹中诸痛半虚寒，半实曾因食血痰；

实则泻之虚用补，惟凭脉证作蹄筌。《《保命歌括·卷之三十一·腹痛》》

[诗后医案]

本县致仕县丞黄凤山，嘉靖丙午年二月得伤寒病，先请省祭官万黄崖治之，良医也，病愈。请予治其子病，黄崖在座。予视凤山面色犹惨而不明润，谓之曰：兄疾未尽也。凤山忙应曰：请治吾儿，若吾安矣。予再谓之曰：明日请诊之。凤山曰：诺。次日先请予至，诊其脉，右手气口脉大且虚，两尺时见一动脉，予曰：兄之脐下，夜至丑寅时有动气作痛乎？凤山吐舌半饷，曰：果有之。予曰：此龙雷之火动于两肾至阴之中而欲发也，当早治之。黄崖至，诊其脉

---

❶ 同臟胀。

❷ 元代著名医家王好古所注。

曰：平和无病。凤山以予之言中彼之病告之，黄崖固执曰：病安矣，不必多疑。予遂辞去。至四月病作矣，似疟非疟，食少，病渐进；五月大发热，口干舌燥，头苦痛。先请黄崖治无效，复请予治。予谓黄崖曰：此内伤病也，宜用补中益气汤为主，随证加减治之。先于本方内加炒黄柏、知母、麦门冬，连进五剂；口舌滋润，热少减，但头痛不止，本方改白术为苍术，加川芎、蔓荆子、细辛、黄柏（酒炒），一服而减，三服而头痛止。复用前方，再加五味子，服十余剂。予诊其脉，曰：病将退矣，当作冒汗。凤山曰：昔病已退，谓吾有病；今病未退，谓当退，何也？予曰：以脉知之。昔谓有病，既验；今谓病将退，当信也。但冒汗可怖，予先说破，安尔家人心。后作眩晕，面黑，口噤，目闭，僵卧，手足强硬逆冷，六脉俱绝，家人谓其死，皇皇无计。予止之曰：此佳兆也。须臾，大汗出而病愈。

本县县丞李天泉，嘉靖壬子管造黄册（明清以户为单位，详细登载乡贯、姓名、年龄、丁口、田宅、资产等的户籍资料，因其封面黄色故名。编者注）。六月中暑，腹痛。公有婢妾。医谓病寒，进理中汤一剂，腹痛止。又发热，一身骨节尽痛，医又进十神汤，发汗后热退，身不痛矣。全适往县问安，公称病愈。全观其面色带赤，知病未解，请诊，其脉洪滑而数。经曰：大则病进。今发汗后脉犹洪数，知病方进，公自称愈，未敢言病，全退。未食顷而病作矣，满腹急痛，状如奔豚，上下左右，众手按摩。急召全至，公大呼曰：汝先诊脉，不言而去，知我病也。吾在于千里之外，一介之命悬汝之手，幸急救我。全告曰：无伤。乃进建中汤一服而痛定，公熟睡，越宿方醒。公呼全号，幸留调理，勿亟归也。其日止药，次日又省祭官万朴，善医，来问公疾，诊脉时且骇且顾，公亦疑惧。予乃诊之，谓朴，汝怪其脉之促止乎？公之心下怔忡，故脉如是。公即应曰：我心下跳乱不宁。即命取药。予制一方，用人参、麦门冬、甘草、白芍药、生地黄、五味、獖猪心煮汤煎，只一服而心不跳，促脉不见矣。公曰：何其神也。全曰：心恶热，用热远热，向服理中、十神，皆犯时禁，故病复作也。朴亦心服。公谢帖云：吾病正亟，

烦子调治，若燎原之火而沃以清冷之泉，信乎！医出于儒，令人敬服。（《保命歌括·卷之三十五·医案略》）

腹　胀

胀病须明寒热因，勿将新久混同论；
李朱❶立法从中治，默契轩岐万古心。

四病❷虚实脉中求，浮大为祥沉小忧；
腹实腹坚当议下，虚宜用补固中州。（《保命歌括·卷之二十五·胀满》）

[诗后医案]

郧阳巡抚孙淮海公，尝有怔忡膜胀之疾作，召全至。诊之曰：台下脉浮弦滑而急，肓之上，中有父母。又曰：上焦如雾。盖血为阴，故称母，心肺居膈肓之上至高处，覆冒各脏，滋养百脉，如彼清雾，润肺太过则伤心血。血既亏损，真阴不足，不能下交于肾，此怔忡之疾所由作也。全闻台下曾患肺痈，不能宣布诸气，通调水道。经曰：诸气愤郁，皆属于肺，在上则生膜胀之疾所由作也。故脉浮弦，为虚，为胀；滑为数，为火，为怔忡。考诸经文，参以脉候立方，用人参、知母以养肺之阳，当归、麦门冬以养心之阴，五味子、酸枣仁之酸以收怔忡，枳壳、桔梗之苦辛以开结消胀，黄连、山栀仁之苦以降浮散之火而止怔忡，以泻否塞之气而去膜胀，柏子仁之辛、黄柏之苦以滋肾中之阴，上交于心，炙甘草之甘温以和合阴阳，均调升降则怔忡可止，膜胀可消矣。公览之大悦，即取药制丸。（《保命歌括·卷之三十五·医案略》）

---

❶ 指李杲、朱震亨。
❷ 指水胀、谷胀、气胀、血胀。

泄 泻

泄有五名❶见《难经》，皆因脾胃湿中成；
五邪❷若感令人泄，惟有良工识得真。

脾胃虚泄若经年，莫作寻常泄泻看；
先哲有方宜勿失，不知其要治应难。

治泄三方❸先理中，五苓❹分利有奇功；
实肠❺豆蔻❻宜虚脱，调养参冬白术同。

风宜发散冷宜温，湿则分消热则清；
宿食必从消导散，气虚下陷必提升。

泄而渴者法中求，水积肠中泻不休；
劫涩妄行成滞下，五虚❼俱见命难留。（《保命歌括·卷之二十一·
泄泻》）

---

❶ 五名，指胃泄、脾泄、大肠泄、小肠泄、大瘕泄。
❷ 五邪，指中风、伤暑、伤寒、中湿、饮食劳倦。
❸ 指理中汤、五苓散、参苓白术散。
❹ 指五苓散。
❺ 疑为实脾丸：厚朴、肉豆蔻、诃子、砂仁、橘红、苍术、茯苓、木香、甘草、生
姜、大枣。
❻ 陈氏肉豆蔻丸：肉豆蔻、诃子、龙骨、赤石脂、枯白矾、木香、砂仁。
❼ 指脉细、皮寒、气少、泄泻前后饮食不入、脉大洪浮。

痢 疾

滞下皆因热湿成，莫将白痢作寒称；
河间著论传千古，布在方书着意寻。

泻痢须分肾与脾，发明精义感丹溪；
常将脉证分轻重，治不乖方号上医。

疫痢时行仓廪汤❶，柴苓和解最宜良；
荡除积滞惟承气，勿犯巴硇用局方❷。

治痢先从赤白分，腹疼后重细评论；
于中新久详虚实，合作汤丸补泻行。

余邪已尽尚更衣，补涩汤丸不用疑；
噤口脱肛俱有法，膝髌肿痛足难移。（《保命歌括·卷之二十二·痢疾》）

膈 噎

病人膈噎最难医，结在三阳血已亏；
《金匮》有方留指要，莫将辛燥乱施为。

---

❶ 仓廪汤：即败毒散加陈皮、陈仓米。
❷ 指《太平惠民和剂局方》。

膈咽堵塞食难容，吐逆还从吐法攻；
中下二焦痰积聚，涤肠去垢令微通。

古有诸方不足凭，丹溪著论抵千金；
养阴四物生津液，开郁清痰只二陈。

治者先须得病源，勿拘绳墨以求全；
大都养脾生津液，能食能便病即安。（《保命歌括·卷之二十八·膈噎》）

便秘癃闭

肾窍双开于二阴，溲便秘结属肝经；
小便不利须调气，大便难时在血分。（《保命歌括·卷之三十三·大小二便秘》）

[诗后医案]

蕲水县陈正夫，予母舅也。嘉靖戊申年十月病伤寒，九日后胸中痞胀，小便少，大便不通。予闻，往问疾。时麻城一医彭姓者在，作大柴胡汤下之。予察脉证，不可下，乃内伤病，中气不运，故上窍闭而下窍不通也。丹溪云：二陈汤加苍术、白术、升麻、柴胡，则大便润而小便长。与之一服而安。（《保命歌括·卷之三十五·医案略》）

胁 痛

原来胁痛属肝经，治例曾闻左右分；
右胁痛多推气散❶，枳芎左畔《局方》行。

肝实当归龙荟丸❷，清痰流注控涎丹；
桃仁❸抵当❹能行血，虚实因人勿浪言。（《保命歌括·卷之三十二·胁痛》）

[诗后医案]

县学生员胡应龙，嘉靖丙辰年五月，初患热病，请万小竹治之，良医也，半月未愈。予往问之，乃业师胡柳溪之后。见其身侧向左卧不敢转动，其父近东责其不能调理而病反复也。予诊其脉弦数，知病未退，非犯禁忌也。次日鼻衄出，予密问应龙，应龙答曰：我病亦向未退，或三日，或四日则鼻中血出，其热暂退，又发热也。我左胁刺痛，故侧卧不敢动耳，我父只听小竹之言，责我不会调理，无可奈何，死生命也。吾思脉弦而数，病在厥阴。胁痛者，足厥阴肝病也；鼻衄者，手厥阴包络病也。经曰：太阳病，衄者解，病在表也。今病热不以衄解者，病在里也。时衄未止，小竹用熨法，予止之。取出栀子一个，妇人发同烧存性，研末，竹管吹入鼻中，衄止，即乃议治其胁痛。小竹主小柴胡汤加枳壳、桔梗。予曰：不如以当归龙荟丸方作汤饮。小竹曰：甚妙！一剂而胁痛止，能转动矣。

---

❶ 推气散：枳壳、肉桂、姜黄、炙甘草、生姜、大枣。
❷ 当归龙荟丸：当归、龙胆、栀子、大黄、黄连、芦荟、青黛、木香、麝香、柴胡、川芎、青皮、神曲。
❸ 指桃仁承气汤：桃仁、大黄、芒硝、甘草、桂枝。
❹ 指抵挡汤：水蛭、虻虫、桃仁、大黄。

应龙称谢曰：我侧卧不能动，今八日矣。予再诊其脉，弦去而浮数。予曰：当以汗解。小竹曰：衄家不可发汗。予不应，近东心服吾之治有法，密问吾曰：诚可汗否？予曰：此法在仲景《伤寒正理论》中，而推广之不与人言也。仲景曰：病人脏无他病，时发热，自汗出而不愈者，此卫气不和也，宜桂枝汤主之。详味仲景之意，今发热自衄而不愈者，此荣气不和也。夫荣行脉中，荣者，阴也；卫行脉外，卫者，阳也。卫气不共荣气谐和，则当用桂枝汤以治其阳；荣气不共卫气和谐，则当用黄连解毒汤合白虎汤以治其阴，使荣卫和则愈也。乃以解毒汤、白虎汤，二方相合，作汤饮之。先告曰：当以战汗解，勿惊也。连进二剂，果得战汗而愈。

蕲水县李养晦，乃致仕知县李桂西侄也。嘉靖癸丑年二月患伤寒。桂西素习陶节庵（指明代著名医家陶华，著有《伤寒六书》。编者注）书，与王医、洪医同治病者。苦右胁痛，用节庵法，小柴胡汤加枳壳、桔梗服之，无效。病十七日，请予往治。诊其脉，沉弦且急。予曰：经云沉弦水蓄支饮，急弦，必饮水过多得之，乃蓄水证也。问曰：曾服何方？桂西曰：向服小柴胡加枳、梗，不效。予曰：只用此方再加牡蛎以泄其蓄水也。只一服而痛止。桂西叹服，洪、王二医曰：诚不及也。（《保命歌括·卷之三十五·医案略》）

积　聚

积当有处聚无常，癥有明征瘕假眶；
四病所生俱是积，身中气血各遭伤。

治积须明急缓攻，不知中治岂良工；
积之所在当凭脉，毒剂无令群队同。

养正攻邪各有方，毒能破积少为良；
假如陈莝难推去，荡涤消融贵倒仓。（《保命歌括·卷之二十七·积聚》）

郁 病

静坐明窗读《内经》，治其未病虑何深；
五行过极皆成郁，物性从来顺则平。

气成积聚血成癥，痿结窠囊火焰明；
宿食不消留作癖，湿能主热气如蒸。

病留不去方成郁，治郁有方名越鞠❶；
辅佐各随本病加，一言蔽之中气足。

治郁真传勿妄攻，调和荣卫使流通；
若教胃气常为主，默夺潜消郁莫容。

治病良工贵谨微，积微成甚必颠危；
涓涓不绝翻波浪，不折勾萌缺斧锜。（《保命歌括·卷之十一·郁病》）

头 痛

尝稽头痛古诸方，未有东垣法尽详；
《兰室秘藏》开锁钥，得其门人任弛张。

偏正头风作宿疴，久而不已属痰多；
不分所属论虚实，检尽方书没奈何。（《保命歌括·卷之二十九·头痛头风头眩》）

---

❶ 指越鞠丸：神曲、栀子、川芎、香附、苍术。

水　肿

湿为肿胀属太阴，先后相传决重轻；
论者不知分表里，混同肿胀一家称。

水病生于脾肾虚，散流五脏病形殊；
补脾安肾为根本，荣卫调和病自除。（《保命歌括·卷之二十六·肿病》）

虚　损

五脏成伤各有因，《难经》指示甚分明；
若人知祸能知避，那有膏肓二鬼侵。

食色人皆有此心，贪迷曾有几惺惺；
讳言有病求良药，病到相传日益深。

五损传来症不同，七传到底数终穷；
三元❶正气随风去，恶气流连化作虫。

治损从来有立方，人身只以谷为强；
粗工一律称痰火，喜用寒凉胃气伤。

益水之主制阳光，便是滋阴降火方；
真水上升真火降，不离真土作提纲。

---

❶　指元精、元气、元神。

欲补真精味苦辛，形衰调养必甘温；
未闻偏热偏寒药，治得残躯度几龄。

气虚补气理分明，血弱还从血里寻；
气血虚生中外热，勿将实热一般评。

血不归经变作痰，气从火化不归元；
分明痰火从虚起，补得真元病自痊。

肾若藏精痰自除，水能制火火自无；
金还平木脾斯健，脾气生生可复初。

潮热当分汗有无，参详气血属何虚；
莫将龙火同凡火，误犯寒凉谷气疏。

郭氏神真会者稀，崔公灸法亦称奇；
追虫自有神仙诀，秘密微言说与伊。

损病生来自不同，知其所起是良工；
病人若有传尸者，脉症乖违勿与攻。

相传尸疰病如瘟，劫数连绵定灭门；
慢说追虫有灵药，只愁病极枉劳神。　（《保命歌括·卷之十二·
虚损》）

气 病

人身个个有真阳，善养真阳身自强；
气失其平生百病，犹如烈火毁昆岗。

气在身中岂作邪，只因失养一毫差；
七情内动多伤正，四气乘虚贼入家。

七情为病发于心，治得心平气自平；
谁谓气家无补法，齐东野语误斯民。

气为火病术昏昏，药用辛香燥热群；
偏信高阳❶冷生气，不知壮火食元神。

堪笑时师用《局方》，指迷七气作寻常；
不知五志当分治，脉症相参贵审祥。

气为诸病亦多门，随症还从本病行；
寻火寻痰施法术，莫使新久一般论。

孽子孤臣失势人，志形俱苦损精神；
妇人病气知多少，开郁行痰是法程。（《保命歌括·卷之七·气病》）

血 病

气属阳兮血属阴，内居脏腑外流经；
血常附气同升降，五十周身昼夜行。

肾水真阴血化源，坎中自有伏阳潜；
阴常不足阳常胜，勿使龙雷动九泉。

气行血动贵和平，顺则循经逆妄行；
逆气沸腾都是火，火为血病状难名。

---

❶ 指高阳生。

血蓄皆因邪热居，出而不止即成虚；
法宜四物汤为主，益胃升阳❶病自愈。

血因火动损其阴，视所从来各有因；
或补或攻有真诀，莫轻至宝示非人。

鼻为肺窍上通天，真息清阳出入关；
衄蠛鼽腥都是热，补阴降火立时痊。

恚怒气逆必伤肝，饮食劳伤胃热传；
载血上行从火治，阴虚火动治应难。

咳嗽连绵气上奔，血随气上几忧惊；
急须补肺清心火，咳久成痨肾病深。

血随咯唾肾中来，莫将寻常失血猜；
惟有滋阴能降火，痰中血线病堪哀。

脾主痰涎带血红，血流胃脘与脾通；
化痰补胃无多诀，若是咽伤治不同。

汗为心液出玄关，汗血皆因心火炎；
寒气闭藏成脉胀，不逢国手岂能痊。

便血肠风肠内平，腹疼脏毒认分明；
血来远近分先后，忽尔如崩属结阴。

下焦结热在膀胱，邪火熏蒸手太阳；
二症皆令人溺血，通仙试验有奇方。

齿属阳明怕热侵，血从齿出意沉吟；
舌间出血真奇怪，此病原来热在心。

---

❶　指升阳益胃汤：黄芪、半夏、人参、甘草、白芍、防风、羌活、独活、橘皮、茯苓、泽泻、柴胡、白术、黄连。

失血之人脉自芤，脉如洪数不胜愁；
涩微血少成虚损，滑小迟沉病可调。

妇人天癸以时行，满泻愆期病在身；
满则闭经为蓄血，泻为崩漏失同名。（《保命歌括·卷之八·血病》）

痿痹

痿痹医书号不仁，痿虚痹实勿同论；
痿因肺热筋骸废，痹则风寒湿合成。

诸痿皆因肺热成，法宜清燥取阳明；
丹溪著论超千古，若作风医误煞人。

痹有风寒湿不同，各随所病视从容；
体虚邪凑斯成痹，历节游行是痛风。（《保命歌括·卷之十五·痿痹》）

痰 病

太玄真一化元精，鱼有涎兮木有津；
尽去其痰休浪语，不知何物润其身。

痰饮原从水谷生，脾能传化作真精；
只缘饮食伤脾胃，津液不行痰饮成。

五饮为邪症不同，痰生百病几人通；
饮宜上下分消去，痰要扶脾勿尽攻。

痰饮古来从湿治，湿能生火火助湿；
诸痰变动火为邪，气即是火须理气。

经言积饮湿中生，《金匮》推明五症分；
莫漫多言立纲纪，只求胃气得和平。

痰在身中随气行，内留脏腑外行经；
观其所止为何病，只要良工认得真。

痰多怪症罕曾闻，开示详明王隐君；
但使滚痰为主治，当时立法未能精。

痰涎蓄聚久成疴，若不驱除气不和；
客者除之防害主，譬如去莠养嘉禾。

理气行痰自有方，昔贤留下二陈汤；
能明脉症加参佐，安肾扶脾法最良。（《保命歌括·卷之九·痰病》）

腰　痛

腰痛之脉必沉弦，审症先从指下看；
此是人身大关节，久将成瘘损长年。

古方腰痛有三因，曾似东垣论得真；
肾若受伤推不足，客邪外入审何经。（《保命歌括·卷之十三·
腰痛》）

霍 乱

病人霍乱事堪惊，吐利交并又转筋；
心腹痛疼时眩晕，宜分干湿受三因。

干霍乱形如鬼邪，卒然闷绝可咨嗟；
古人救此多良法，应变而施莫过差。

转筋吐泻有三因，病属阳明足胃经；
惟有夏秋多此证，阴阳虚实治须分。（《保命歌括·卷之十九·霍乱》）

疟 病

寒似怀冰热在汤，发时暴虐苦难当；
避其锐气休针药，待到衰时事必昌。

疟疾推来总是痰，世人相谓是脾寒；
五邪感受皆成疟，痰聚中焦脉自弦。

疟疾初时即截之，中间和解最为宜；
久成老疟须当补，莫厌汤丸自困疲。

疟有诸般以类求，瘴岚溪毒恶涎留；
阴虚误治多成瘵，癖不消时病不瘳。（《保命歌括·卷之二十三·疟疾》）

脚 气

脚气古人名厥缓，发时其症类伤寒；

病原所受须凭脉，入肾攻心治较难。(《保命歌括·卷之十四·脚气》)

得病须分南北方，六经治例各推详；

不宜用补并淋洗，疏导无如刺灸良。(《保命歌括·卷之十四·脚气》)

第二章

外科诗词

疝 气

疝本肝经病受寒，膀胱与肾绝无干；
小肠疝气虽相似，争奈庸流一例看。

肾与膀胱属水寒，小肠经络与肝连；
厥阴论治当从火，宜下宜温有秘传。

素因湿热伏经中，体或虚时寒气冲；
湿则肿甚寒则痛，须知劫药有奇功。（《保命歌括·卷之十六·疝气》）

第三章

妇科歌诀

妇人痘疹症治歌括

妇人痘疹最难医，阴质从来血已亏；
待得疹疮将发日，只愁天癸有当期。

发热经行非正时，火邪迫血血奔驰；
急须凉血停为美，莫待中虚悔却迟。

发热期逢经水行，毒邪行解免烦蒸；
过期不止须当虑，补气温经令出匀。

发热适逢经水断，血室空虚防他变；
若然谵妄神不清，热入血宫治勿缓。

女子居经❶日已赊，岂堪疮疹病来加；
却愁血海停污垢，更怕胞门伏毒邪。

崩漏无时血已枯，泻而不满脏中虚；
岂堪当此天行病，济弱扶危救幻躯。

起发疱浆忽劲经，血虚气弱事堪惊；
食多气壮无他虑，不用须防陷伏临。

经行暴喑猝无音，血出津枯舌不荣；
养血通心言语出，一朝身价重千金。

月事如行变坏疮，内虚陷伏已乖常；
药灵中病终须吉，症逆违师倏忽亡。

---

❶　指妇女月经 3 个月一潮。

妊娠疮疹治应难，惟有安胎法最先；
不可令胎轻触动，胎元触动命将残。

[诗后附案]

邑文学程文达一女，年二十出痘，且有妊五月矣，请予治之。诊其脉男胎也，惟以清热解毒和中安胎为主，乃用黄芩、白术为君，人参、生甘草、当归身、生地黄、白芍药、紫苏叶佐之，自初出至成浆无他苦。予闻家中被盗而归。适有蕲水郭医至，进药一服，胎堕，果男胎也。亟请予至，痘变灰白，平塌成倒陷也，里虚故耳，询所用方，乃独圣散。予曰：噫！穿山甲、麝香，皆堕胎药，胎去气血益虚，疮毒内陷不可救也。遂辞归，三日卒。（《痘疹心法·卷之二十一·妇人痘疹症治歌括》）

疮正甚时正临产，几人束手功莫展；
涤除恶露相时行，补益元神休忌惮。

产后如逢出疹疮，此时胎去免忧惶；
只凭补益收功效，莫犯寒凉生气伤。（《痘疹心法·卷之二十一·妇人痘疹症治歌括》）

胎前所忌药物歌

蚖斑水蛭地胆虫，乌头附子配天雄。
蹦躅野葛蝼蛄类，草乌侧子与虻虫。
牛黄水银并巴豆，大戟蛇蜕及蜈蚣。
牛膝藜芦加薏苡，金石锡粉对雌雄。
牙硝芒硝牡丹桂，蜥蜴陀僧与䗪虫。

代赭蚱蝉胡脑麝，芫花薇蘅草三棱。

槐子牵牛并皂角，桃仁蛴螬及茅根。

檀根硇砂与干漆，亭长溲疏菌草中。

瞿麦桐茹鳖爪甲，猬皮鬼箭赤头红。

马刀石蚕衣鱼等，半夏南星通草同。

干姜蒜鸡并鸭子，驴马兔肉不须供。

切忌妇人产前用，此歌宜记在心胸。（《广嗣纪要·卷之六·胎前所忌药物歌》）

第四章

儿科诗词歌赋

活幼指南赋

小儿方术，号曰哑科，口不能言，脉无可施，惟形色以为凭。竭心思而施治。故善养子者，似豢龙以调护，不善养子者，如舐犊而爱惜。爱之愈勤，害之愈急。乍头温而足冷，忽多啼而不乳，差之毫厘，失之千里。此小儿方术专门，以补化工之不及。肠胃脆薄兮，饮食易伤，筋骨柔弱兮，风寒易袭，父母何知，看承❶太弛❷。重绵厚袄，反助阳以耗阴；流欢放饭，徒败脾而损胃。闻异声，见异物，失于堤防；深其居，简其出，过于周密。未期而行立兮，喜其长成；无事而嘻笑兮，谓之聪慧。一旦病生，双亲心戚，不信医而信巫，罔求药而求鬼，乃人事之弗修，谓天命之如此。

欲观气色，先分部位：左颊兮青龙属肝；右颊兮白虎属肺。天庭高而离阳心火；地角低而坎阴肾水。鼻在面中，脾土通气❸。观乎色之所现，知乎病之所起引。又况脾应乎唇，肺通乎鼻，舌乃心苗，目为肝液，胃流注于双颐，肾开窍于两耳，爪则筋余，而脾为之运，发则血余，而肾为之主，脾司手足，肾连牙齿，苟本脏之或衰，即所属之先瘵。能辨形色兮，似梃撞钟；若昧朕兆❹兮，如石投水。

凡观乎外，可知其内。红色现而热蒸；青色露而惊悸。如煤之黑兮，中恶❺之因。似橘之黄兮，脾虚之谓。白乃疳痨；紫为热急❻。青遮口角，扁鹊难医；黑掩太阳，卢医莫治。年寿赤光兮，多

---

❶ 看承：看待；对待。

❷ 弛：放松，松懈。

❸ 脾土通气：视履堂本作"脾通土气"，义长可从。

❹ 朕兆：征兆；预兆。

❺ 中恶：即病之极。

❻ 热急：忠信堂本作"热极"。

生脓血，山根青色兮，频见灾危。能察色以知由，岂按图而索骥。

朱雀贯于双瞳兮，火入水乡。青龙续于四白兮，肝乘脾胃。泄痢而带阳❶者须防，咳嗽而拖蓝者可畏。腹痛方殷，常面青而唇撮。惊风欲发，先颊赤而目瞪。火光焰焰兮，外感风寒。金气浮浮兮，中藏癖积。乍黄乍白兮，疳热连绵；又青又赤兮，风邪紧急。察之既精，治之得理。鸦声鱼口，枉费心机。肉折皮干，空劳气力。

气色改移，形容变易。气乏则囟门成坑，血衰则头毛作穗。眼生眵泪兮，肝风涩目，口流涎沫兮，脾冷滞颐。面目虚浮，定膨胀而气喘；眉毛颦蹙，则肚痛以多啼。蚘蛔兮脾胃渐败，蠱疮❷兮肛脏先亏。苟瞑眩而弗瘳，纵神仙亦何益。

手如数物兮，惊风将发；面如涂朱兮，心火已炽。坐卧爱冷兮，烦热之攻；伸缩就暖兮，风寒之畏。肚大脚小，脾欲困而成疳，眼撑口张，势已危而必毙。弄舌脾热，解颅肾惫。重舌木舌，盖热积于心脾；硬❸气喘气，实火浮于肝肺。龈宣息露❹，必是牙疳。哺露❺丁奚❻，多缘食积；唇干作渴，肠鸣自利。夜啼分为四症，变蒸周于一岁。心热欲言而不能，脾虚无时而好睡。病后失声者肾怯，咳后失声者肺痿。肚痛而清水流出者虫，腹痛而大便酸臭者积。口频撮而脾虚，舌长伸而火炽。龟胸是肺火胀于胸膈。龟背乃肾风入于骨髓。鼻干黑燥兮，火盛金衰，肚大筋青兮，木强土溃。

丹瘤疮疖，皆胎毒之流连，吐泻疟痢，乃积食之沾滞。不能吮乳者，热在心脾；尝欲俯卧者，火蒸肠胃。喜视灯火，烦热在心，爱吃泥土，疳热在脾。腹痛寒侵，口疮热积。脐风忌于一腊❼，火丹畏于周岁。惊自热来，痫因痰致。吐泄而精神耗者则危，疟痢而饮食减者必瘁。

---

❶ 带阳：忠信堂本作"带黄"。

❷ 蠱疮：因脏气虚弱，肠虫攻蚀所致。

❸ 硬：通"哽"。

❹ 龈宣息露：即齿龈宣露，牙龈发肿溃烂。宣露，显露，外露。

❺ 哺露：病证名，小儿因胃弱而呕吐的病症。

❻ 丁奚：病证名，小儿黄瘦腹大的病证等。

❼ 一腊：指小儿出生八日。

惊本心生，风由肝致。搐分左右兮，证有顺逆；药分补泻兮，病有虚实。急惊由于积热之深，凉泄便宜，慢惊得于大病之后，温补为贵。头摇目窜而气喘兮，上工莫医；口禁鼻张而足冷兮，神丹何济。闭目者无魂，狂叫者多祟。不知吞吐者，必见阎罗；反加闷乱者，终归蒿里。既明症候，须知调理。

胎毒用甘草、黄连，食积用白术、枳实。急惊搐掣，以导赤泄青；慢惊瘈疭，以补中益气。集圣去疳，备急治积。抱龙丸化痰镇惊，胃苓丸补脾开胃。夜啼须退热清心，哺热必养血升提。理中止泄，香连止痢。积热不除，凉惊丸大有神效；沉寒难疗，养脾丸最为密秘。痰火攻兮三黄丸，水谷不化兮金丹一粒。柴苓治疟，月蟾消痞。潮热金花，咳嗽玉液。疮疥者胡麻，丹瘤者凉膈。吐泻而渴者，白术可投；烦热而渴❶者，益元为最。斑疹兮消毒，腹痛兮脾积。衄血，咳血者茅花，重舌、木舌者针刺。口疮不愈者洗心，腹胀不食者平胃。五拗❷治喘，四苓利水。退黄消肿，胃苓加减以堪行；破积安虫，集圣从容而可治。大抵婴儿，易为虚实，谓理最取其平，补泻无过其剂，尤忌巴牛❸，勿多金石。辛热走气以耗阴，苦寒败阳而损胃。如逢食积，解之不可或迟；若遇虚羸，补之尤为至急。才少俄延，便成劳毙。（《片玉心书·卷之一·活幼指南赋》）

慈幼做心赋

医门治例，幼科最难。肠胃脆而多伤乳食，筋骨嫩而易感风寒。易虚易实兮，变如反掌；或补或泄兮，贵若转丸。咸多泄肾，酸甚

---

❶ 烦热而渴者：视履堂本作"烦渴而热者"。

❷ 五拗：即三拗汤加生石膏、茶叶。

❸ 巴牛：巴豆、牵牛子。

扶肝。苦入心而寒凉损胃，辛走肺而燥热伤元。欲求中正，无过平甘。或病须于瞑眩❶兮，勿犯其毒；且从治于权宜兮，但取其能。中病即已，救本为先。苟误投于汤药，即便致于损残。此上工誓于活人，而良医验于拆❷肱！

尝闻法无一定，但占证候；医不三世，勿服汤丸。病者详于择术，医者务于救痊。视疾若己，见利勿贪。先察运气兮，阳明妙契；次观形色兮，顺逆了然。春夏阳而苦寒可用，在夫人之勇健；秋冬阴而辛温可参，相其人之劳疴。既温反补，已❸寒再宣，七神离散，五脏亏崩。虽留心于方脉兮，何补于世；反致人于伤夭兮，获罪于天。是故胎疾兮急于解毒，食积兮利在消疳。治分二法，效可十全。褓褓未宁，但调其母；匍匐不快，当固其元。悲夫，肠胃中和，岂堪药石；微乎，气血稚弱，以渐发生。治非得已。病有卒然。如护风烛，心常凛凛；若惜掌珠，意惟拳拳。医可补乎司命，应无忝❹于家传。

且如病则热起，热则惊生。或治热以热，或攻热以寒。热在表而柴葛解肌可饮，热在里而芩连消毒急煎。积热无如集圣；虚热妙以调元。要在识夫脉色，不可妄投汤丸，贻终身之痼疾，促婴儿之寿年。轻以变重，功不补患。徒委命于气数，不详审乎简编。前车既覆，后辙犹然。魂魄游于郊野，哭声达于洲泉。识此之故，是谁之愆？嗟夫！渡蚁驾桥❺，放雀解樊。况伊万物之灵，匪值一虫之贱，不知谨密，遽尔轻泛。推恻隐之良心，如见入井；考圣贤之遗训，如弗及泉。居易虑险，因蹶知便。证随百出，治无一偏。燮调造化，保养真元。善攻不如善守，宜急不若宜缓。种杏成林，踵当年之董奉；植橘名井，见今日之苏耽。奈何泻久变痢，积久成疳，

---

❶ 瞑眩：头目昏花，心胸烦闷的症状。

❷ 拆：据文义当作"折"。

❸ 已：通"以"。

❹ 忝：辱，有愧也。《说文》："忝，辱也。"

❺ 渡蚁驾桥：北宋大臣宋庠与其弟宋祁，少年时随父颐寓应山法兴寺读书，见蚁为雨所溺，即以竹代桥渡之。

疟久生痞，惊久成痫。未至留连兮，攻之宜速；已见❶沉疴兮，治之且缓。肠胃闭塞兮，急泄而已；气血虚羸兮，急补而安。外毒急攻，毋令入腹；表邪急解，毋令再传。余则缓而调理，常恐急而生变；若药下咽，犹防其过，治或中病，勿张其能。知者常虑一失，死者不可复全。与其悔于已误，孰若谨于未然。欲求鱼兔，当守筌蹄❷。苟多方而治病，宜三复于斯言！（《片玉心书·卷之一·慈幼微心赋》）

幼科发微赋

医道至博，幼科最难。如草之芽兮，贵于调养；似蚕之苗兮，慎于保全。血气未充兮，脉无可诊；神识未开兮，口不能言。诚求于心，详察乎面，苟得其要也，握造化于妙手，未达其旨也，摘章句于残编。

调护若失，疾病乃生。头要凉而背要暖，食勿饱而衣勿锦。肠胃脆薄兮，乳哺伤而成积；精神怯弱兮，闻见异而成痫。嗟哉慈母兮，过于姑息；笑彼粗工兮，误于汤丸。伐其发生之气，夭其童稚之年。徒啼号于邱陇，休祷祀于旐坛。

证候要识，夭寿须知。不在手指之侧，但凭面部之间。心火上而天庭可察，肾水下而地角宜观。右颊金而属肺，左颊木而属肝。脾土之位，鼻准之端。青惊赤热，黄积白疳。如煤之黑兮，必中恶毒；似赭之紫兮，斯感乎风寒。

胎禀虚损兮，则发稀而头软；赋质充实兮，自肉厚而骨坚。性静兮少笑，神困兮多眠。肺热兮浊涕结于鼻内，脾冷兮清涎滞于颐

---

❶　见：通"现"。

❷　筌蹄：鱼器和兔网。筌，捕鱼的竹器。蹄，拦兔的器具。喻达到目的的手段或工具。《庄子·外物》："筌者所以在鱼，得鱼而忘筌；蹄者所以在兔，得兔而忘蹄。"

间。两目连劄兮，肝风之鼓；双瞳直视兮，心火之炎。气不足而囟陷，突起则为热也；血有余而脸鲜，萎黄则为虚焉。

行坐迟者肾弱，啼哭多者心烦。脾热者弄舌，肝强者握拳。发竖作穗兮，疳痨渐起；颅解欲破兮，短折可占。皮聚肉脱兮，元气损而欲逝；鼻昂唇缩兮，谷气绝而难全。赤蚓入眼兮，不必问夫卢扁；青蛇绕口兮，何须问乎神丹！

五脏各证，一言可参；肝主风而叫哭顿闷，心主热而惊悸呵欠，肺主气而喘嗽善嚏，脾主困而吐泄喜眠，惟肾本虚，为命所关。肝常有余兮，实则生风；脾常不足兮，虚则成疳。木乘于土兮，泄痢久而发搐者不治；火刑于金兮，咳嗽久而成痫者必残。

一腊之中，脐风最险；百晬之内，痰嗽尤难。证莫危于中恶，势莫急于流丹。变蒸尽于周岁，必计日以为准；惊搐发于期月，难引日以求安。有所苦者呻吟，失所欲者嗞煎。昼常叫兮，肝脏之热；夜多啼哭兮，脾脏之寒也。

出胎而疾者，胎毒之发；能食而疾者，食积之干。胎毒之变也，为黄、为瘤、为疮毒；食积之变也，为癥、为痛、为痞满。吐泻有寒有热有食，咳嗽有虚有实有痰。痢因积得，疟以痰延。胀乃脾胃之虚，肿则风湿之感；疝本肝来，淋以膀胱之热；疸因脾致，渴以津液之干。

风从肝起，热自心生。风热并而搐急，吐泻久而成慢。证分八候，治贵十全。痰涎未去兮，为言语之謇涩；气血未复兮，成手足之拘挛。天吊如痓而上窜，内吊似疝而里疼。客忤轻于中恶，虫痛类于发痫。形症既混于雷同，诊治宜祥于藻鉴。

眼中白膜兮，肝疳已现；鼻下赤烂兮，肺疳所传。壮热而渴兮，邪火熏于绛宫；多疮而瘁兮，真水涸于玄关。饮食伤而脾损，津液亡而胃干。干奚手足之渐细，哺露糟粕之不敛。爱吃泥土兮面黄，齿白而头皮光急；喜啖瓜果兮口馋，肉削而腹皮满坚。

论病之证已明，立治之法尤简。平胃燥湿，五苓利水，二药合而吐泻兼调；泻青疏风，导赤泻火，两方并而惊风可蠲。金花凉惊而退热，玉液宁嗽以化痰。保和消积兮，同香连又治痢疾；异功补脾兮，助集圣可救痨瘠。理中止吐泻而寒热通用。保命镇惊痫而急慢相兼。

抱龙主惊风而平痰火，惺惺解变蒸而散风寒。养脾平疟兮，疟久有母者消癖；豆蔻止泄兮，泄久生风者调元。白术救虚渴之仙药，丁香取虫积之神丹。五色泄脏中之热，三圣除膈上之痰。口舌生疮者洗心，胸胁急痛者控涎。参苓肥儿兮，虚羸甚者勿弃；地黄补肾兮，禀气怯弱者有验。

嗟夫！婴儿稚弱兮，岂堪药石；良工调理兮，尤贵精专。或补或泄兮，中病即止；易虚易实兮，其证勿犯。治不乖方兮，有如援弱救焚，药不对病兮，何异带刀背剑。发吾心之秘兮，为取兔以蹄置；获斯术之利兮，勿得鱼而忘筌。（《育婴家秘·幼科发微赋》）

水镜诀

夫阴阳运合，男女成形，已分九窍四肢，乃五脏六腑。部位各分，顺逆难明。若凭寸口之浮沉，必乃横亡于孩子。须明虎口，辨别三关，参详用药，必无差误。未至三岁，止❶看虎口，男左女右，从第二指第一节名风关，若脉见，初交病；第二节为气关，脉见，则难治；第三节为命关，脉见，则死。又当辨其色，若三关青，四足惊；三关赤，水惊；三关黑，人惊。紫色泄痢，黄色雷惊。三关脉通度，是急惊之症，必死，余病可治。或青或红，有纹如线一直者。是乳食伤脾及发热惊；左右一样者，是惊与积齐发。有三条，或散是肺生风痰，或似蒟蒻声，有青是伤寒及嗽，如红火是泻，有黑相兼主下痢。红多白痢，黑多是赤痢；有紫相兼加渴不虚。虎口

---

❶ 止：通"只"。

脉纹乱，乃气不和也。盖脉纹见有色❶者，曰黄、红、紫、青、黑，由其病甚。色能加变。如黄红之色，红盛作紫；红紫之色，紫盛作青，紫青之色，青盛作黑；青黑之色，至于纯黑之色者，不可治矣。又当辨，长珠形，主夹积伤滞，肚腹疼痛，寒热，饮食不化；来蛇形，主中脘不和，积气攻刺，脏腑不宁，干呕。去蛇形，脾虚冷积泄泻；神困多睡。弓反里形，主感寒热邪气，头目昏重，心神惊悸、倦怠，四肢稍冷，小便赤色。弓反外形，主痰热，心神恍惚。作热，夹惊夹食，风痫证候。鎗形，主邪热，痰盛生风，发搐惊风。鱼骨形，主惊痰热。水字形，主惊，积热烦躁，心神迷闷，夜啼痰盛，口噤搐搦。针形，主心肺受热，热极生风，惊悸烦闷，神困不食，痰盛搐搦。透关射指，主惊。风、痰、热四症，皆聚在胸膈不散。

透关射指，主惊风恶候，受惊传入经络，风热发生，十死一生，难治。此十三位形脉，悉有轻重，查其病根，则详其症。(《片玉心书·卷之三·水镜诀》)

十 三 科

古来医有十三科，分例分门证治多；
何事幼科门例少，岂因难治废吟哦。

育婴四法❷集成篇，博采诸书尽格言；
人欲求嗣能读此，何忧丹桂不森森。(《育婴家秘·卷之一·十三科》)

---

❶ 有色：忠信堂本作"五色"。
❷ 四法：预养培元，胎养保真，褥养防变，鞠养慎疾。

家传三法

家传三法救孩童，惊痫须防❶用抱龙❷；
胎禀怯时宜补肾，肥儿癎病有奇功。

乳母须求不病人，择其体厚性和平；
不贪口腹无淫欲，鞠养何求子不成。

幼科精熟是专门，寿夭平时认得明；
色脉合观知五脏，补虚泻实药通神。（《育婴家秘·卷之一·十三科》）

入门候歌三首

五指梢头冷，惊来不可安；
若逢中指热，必定是伤寒。

中指独自冷，麻痘症相传；
女右男分左，分明仔细看。

初起寅关浅，纹侵过卯深；
生枝终不治，辰位实难禁。（《片玉心书·卷之三·入门候歌三首》）

---

❶ 防：忠信堂本"知"。
❷ 抱龙丸：指雄黄、朱砂、天竺黄、麝香、胆南星、甘草。

入门审候歌

观形察色辨因由，阴弱阳强发硬柔；

若是伤寒双足冷，要知有热肚皮求；

鼻冷便知是疮疹，耳冷应知风热症；

浑身皆热是风寒，上热下冷伤食病。（《幼科发挥·附录·入门审候歌》）

小儿五脏部位

五脏有外候，不离正面间；

耳乃肾之窍，两眼原属肝；

鼻孔肺为主，脾唇心舌尖；

左颊属木肝生风，右颊属金肺位同；

额为心火颏为肾，准头鼻土位居中。（《片玉心书·卷之二·小儿五脏部位》）

五脏外症

肝主风兮目直视，闷乱叫哭不安宁；
心主热兮不得眠，惊悸饮水口舌干；
脾主困兮多好睡，吐泄瘦弱病成疳；
肺主气兮多咳嗽，皮干发枯喘绵绵；
肾主虚兮胎气弱，小儿肾弱养应难。

吐泻疟痢病在脾，惊风心肝两经为；
咳嗽哮喘病在肺，发稀骨软肾元亏。（《片玉心书·卷之二》）

观面部五脏形歌

心经有冷目无光，面赤须知热病当；
赤在山根惊四足，积看虚空起阴阳。
肝经有冷面微青，有热眉胞赤又临；
发际白言惊风入，食仓黄是积果深。
脾冷应知面色黄，三阳有白热为殃；
青居发际生惊候，唇口皆黄是积伤。
肺经面白冷为由，热赤人中及嘴头；
青在山根惊四足，热居发际积为仇。
面黑应知肾肠寒，食仓红是热须看；
风门黄可言风入，面目微沉于两日。（《幼科发挥·附录·观面部五脏形歌》）

观面部五色歌

面赤为风热，面青惊可详；
心肝形见此，脉证辨温凉。
脾怯黄疳积，虚寒眈白光；
若逢生黑气，肾败命须亡。（《幼科发挥·附录·观面部五色歌》）

五脏英华面部间，知其有病望中看；
色宜明洞昏枯暗，疮癣斑痕貌不妍。（《育婴家秘·卷之四·面部》）

三关脉纹变见歌

鱼刺惊风症莫疑，气关疳病热相随；
命关见此为难治，此是肝家传到脾。
初节悬针泻利生，气关脉热更疳疑；
三关直透黄泉近，此症须知是慢脾。
水字生惊肺受风，气关鸣嗽积痰攻；
医人仔细辨虚实，出命惊疳火症凶。
乙字惊风肝肺随，气关形见发无时；
此形若直命关上，不久相将作慢脾。
曲虫为候主生疳，若见气关积秽肝；
直到命关为不治，须知心脏已传肝。
双环肝脏受疳深，入胃气关吐逆临；

若是命关为死候，枉候医人免劳心。

流珠形见死来侵，面上如斯亦不生；

纵有神丹不可救，医人仔细更叮咛。（《幼科发挥·附录·观面部五脏形歌》）

辨虎口指脉纹歌

左有红纹似线形，定知发热又兼惊；

右有双纹如左状，脾伤惊积一齐生。

纹头有似三叉样，肺气生痰夜作声；

青赤应是伤寒证，只是空红泄定生。

虎口乱纹多，须知气不和；

色青惊积聚，下乳泄如何。

青即慢惊发，入掌内钓❶多；

三关忽通过，此候必沉苛。

指上辨青纹，认是四足惊；

虎口脉青色，是猪犬马惊。

黑色因水扑❷，赤色火人惊❸；

紫色多成泻❹，黄色是雷惊❺。

曲反风还盛❻，弯弓食上蒸❼；

---

❶ 钓：通"瘹"。狂病。

❷ 原书注：黑脉见者，因扑跌在水起。

❸ 原书注：赤脉见，是人惊，或跌在火而起。

❹ 原书注：紫脉见者，主泄痢。

❺ 原书注：因大雷声，着吓。

❻ 原书注：曲是伤寒，并有干热。

❼ 原书注：曲外是伤寒，曲内是伤食。

但看叉手处，方可辨其形。(《片玉心书·卷之三·辨虎口指脉纹诀》)

今人专看虎口纹，风关气关命关分；
风关病轻气关重，命关若过死将临；
青筋红热黑势恶，直轻斜曲重看云。(《片玉心书·卷之二·看小儿
虎口纹》)

额印堂山根论歌

额红大热燥，青色有肝风；
印堂青色见，人惊火则红；
山根青隐隐❶，惊遭是两重；
若还斯处赤，泄燥定相攻。　　(《片玉心书·卷之三·额印堂山
根论歌》)

年寿论歌

年上微黄为正色，若平更陷夭难禁；
忽有黑色痢疾候，霍乱吐泻❷黄色深。(《片玉心书·卷之三·年寿
论歌》)

---

❶ 隐隐：视履堂本作"泛泛"。
❷ 泻：通"泄"。下同。

鼻准论歌

鼻准微黄赤白平，深黄燥黑死难生；

人中短缩吐因痢，唇反黑候蛔必倾。（《片玉心书·卷之三·鼻准论歌》）

正口论歌

正口常红号曰平，燥干脾热积黄生；

白主失血黑绕口，青黑惊风尽死形。（《片玉心书·卷之三·正口论歌》）

承浆两眉论歌

承浆青色食时惊，黄多吐逆痢红形；

烦躁夜啼青色吉，久病眉红死症真。（《片玉心书·卷之三·承浆两眉论歌》）

两眼论歌

白睛青色有肝风，若是黄时有积攻；

或见黑睛黄色现，伤寒病症此其宗。（《片玉心书·卷之三·两眼论歌》）

风池气池两颐论歌

风气二池黄吐逆，烦躁啼哭色鲜红；

更有两颐胚样赤，肺家客热此非空。（《片玉心书·卷之三·风池气池两颐论歌》）

两太阳论歌

太阳青色惊方始，红色赤淋萌孽起；

要知死症是如何，青色从兹生入耳。（《片玉心书·卷之三·两太阳论歌》）

两脸论歌

两脸黄为痰实咽，青色客忤红风热；

伤寒赤色红主淋，二色请详分两颊。（《片玉心书·卷之三·两
脸论歌》）

两颐金匮风门论歌

吐虫青色滞颐黄，一色颐间两自详；

风门黑疬❶青惊水，纹青金匮主惊狂。（《片玉心书·卷之三·两颐
金匮风门论歌》）

部 位 歌

中庭与天庭，司空及印堂；

额角方广处，有病定存亡。

青黑惊风恶，体和滑泽光；

不可陷兼损，唇黑最难当。

---

❶ 黑疬：视履堂本作"黑散"。

青甚须忧急，昏黯亦堪伤；

此是命门地，医师妙较量。（《片玉心书·卷之三·部位歌》）

观形察色

西 江 月

凡观小儿形色，青筋肝热生风，两腮红赤热相攻，黄色脾虚取用。黑气腹疼中恶，白为疳瘦生虫，如逢两目赤重重❶，此是南柯一梦。

要识小儿证候，但将外貌推求，黄浮肌削痞癖瘤，唇撮面青痛楚。吐舌唇焦内热，昏昏好睡脾枯，手掀足掣是惊由，疳疾青筋大肚。

眼角眵生肝热，口边涎出脾寒，头毛稀竖血将干，胞肿脾家湿显。鼻孔黑焦肺热，耳轮枯燥肾传，胸高气促肺炎炎，热急囟门肿陷。

小儿精神忽减，面皮黄白无常，必因乳食内成伤，生冷油腻阻挡。或致肠鸣泄痢，或为疟疾难当，忽煞膨胀渐羸尪，癖积虫疳四样。

小儿面皮红赤，两腿恰似涂朱，风寒外感事何如，潮热无时来去。或作惊风症治，或为斑毒驱除，口干啼哭目如珠，睡困昏昏不乳。

---

❶ 赤重重：视履堂本作"赤肿痛"。

小儿病形各样，慢凭眼力消详，怀中猥❶缩怕风凉，合面睡时热瘴❷。夜啼热烦腹痛，目直惊搐须防，长吁短气热中藏，痰喘上冲火旺。

　　要辨小儿死症，囟门陷下成坑，喉中拽锯气和痰，目闭无神拘管。口唇牙龈粉白，手足恰似冰寒，鸦声口紧眼常翻，不乳遗尿闷乱。（《片玉心书·卷之三·观形色》）

小儿脉法

小儿一指分三位，息数须将六至看；
七至八至数为热，三至四至迟虚寒；
坚实平和无病断，细小沉迟有病看。（《片玉心书·卷之二·脉法》）

西江月

　　小儿寻常脉候，一息六至平和，七至八至热生多，三四虚寒病作。九十连来雀啄，一二动指沉疴❸。微虚紧数不差讹，补泻分明用药。

　　身热脉浮可汗，身寒脉细休攻，喘咳紧数药无功，肿胀细微堪痛。泄痢沉迟易愈，痘出洪数宜从。若还吐衄怕浮洪，腹疼沉微拈弄。（《片玉心书·卷之三·小儿脉法》）

---

❶ 猥：通"隈"。角落。
❷ 热瘴：视履堂本作"热障"。
❸ 沉疴：忠信堂本作"成疴"。

辨小儿形色

小儿有病观形色，青主惊风红主热；
黄为伤食白主疳，若中恶时其面热❶。

气色须看何部中，心主正额火光红；
左颊木肝右金肺，颏为肾部鼻脾宫。

肝病须观眼目中，脾唇心舌自相通；
肺有病时常在鼻，肾居耳内认其宗。

目扬面赤热生风，眉皱呻吟腹痛攻；
面肿色黄知癖疾，发稀面白有疳虫。

下痢应嫌面貌妍，惊风面赤亦堪怜；
咳嗽面白为真色，青绕唇傍青紫筋。

小儿疾厄命宫寻，虎口三关食指纹；
欲知死生无错误，不离五色认分明。

要知虎口气纹脉，到指看纹分五色；
黄红安乐五脏和，红紫依稀有损益；
紫青伤食气虚烦，青黑之时证候逆；
忽然纯黑在其间，好叫医人心胆寒；
若也直上到风关，粒米短长分两端；
如枪冲射惊风至，分作枝叉有数般；
弓反里顺外为逆，顺逆交连命以❷难；
叉头长知犹可救，如此医师仔细看。（《育婴家秘·卷之一·辨小儿
形色》）

---

❶ 热：忠信堂本作"黑"。
❷ 以：忠信堂本作"似"。

辨小儿脉息

小儿未损天真气，指下脉来宜有力；
大滑数实最为良，细涩迟虚终不吉。

一息六至号平和，八至之说不可凭；
四至以下虚冷惫，八九十至热生惊。（《育婴家秘·卷之一·辨小儿脉息》）

辨小儿脉证治

上医色脉尽须明，虚实证治如法行；
有一乖违即不中，为儿作祸犯天刑。

芽儿嫩小不耐伤，针灸汤丸莫妄尝；
破肉损筋成瘦❶疾，坏肠败胃作余殃。

小儿用药择其良，毒药毫厘不可尝；
邪气未除真气损，可怜嫩草不耐霜。

药必对证无差错，中病即已无❷太过；
待其来复真气生，食养尽之无补佐。

---

❶ 瘦：忠信堂本作"瘤"。
❷ 无：忠信堂本作"勿"。

病来发热不惺惺，不信医师信鬼神；
龙术祝由真人诀，未闻牲杀解病惊。

病不可治对人言，病可医时用意专；
三法始经常记忆，勿伤脾胃反成愆。

小儿汗下勿轻尝，实实虚虚必损伤；
寒热误投如太过，温中解毒有奇方。

小儿有病不可下，不热自汗兼自泻；
神困囟陷四肢冷，干呕气虚神怯怕；
吐虫面白发焦穗，疳瘦潮热食不化；
鼻塞咳嗽及虚痰，脉细肠鸣烦躁呀；
若将有积与疏通，是谓虚虚诚可怕；
孩儿实热下无妨，面赤睛红气壮强；
脉上弦洪肚上热，痄腮喉痛尿如汤；
屎硬腹胀胁肋满，四肢浮肿夜啼长；
遍身生疮肚隐痛，下之必愈是为良。（《育婴家秘·卷之一·辨小儿脉证治》）

辨小儿寿夭

小儿寿夭最难明，只在良工眼力精；
形气有余为寿相，如其不足岂遐龄。

头圆背厚腹如垂，目秀眉清鼻准齐；
耳角分明口方正，肾坚肉实体丰肥。

腮妍发绀形表端，二便调和里气安；
脚健项肥囊紧小，肌肤温润更红鲜。

性静神安状若愚，自然精彩与人殊；
乐然后笑不多哭，若到眠时不久嘘。

·　头破露缝眼露睛，鼻干唇缩口流津；
发稀项软腓腨小，满面纷纷青紫筋。

　形枯色夭欠火晶，肚大筋浮泻利频；
虫疥浸淫多叫哭，见人语笑弄精神。（《育婴家秘·卷之一·辨小儿寿夭》。）

辨 症 歌

便黄因内热，红赤黑同看，
绿白青皆冷，疳肥食臭酸；
久泻四肢瘫，才惊睡不安，
热疳毛作穗，涎嗽定伤寒；
肝冷传脾臭绿青，焦黄脾土热之形，
肺肠寒色脓黏白，赤热因心肾热成。（《片玉心书·卷之四》）

小儿总治法

面赤发热服凉惊，黄白发热用胃苓，
身热便闭三黄下，瘦弱发热集圣灵；
变蒸发热用拿法，惊风导赤吞泻青，
泄泻胃苓用一粒，热泄玉露散同行；

寒泄理中丸可服，泄渴白术散生津，
痢疾保和同香连，疟疾养脾疟自平；
咳嗽玉液降痰气，浮肿胃苓引灯心，
疮疥胡麻丸最好，养脾最是保孩婴，
蛔虫寸白用集圣，临时用药细叮咛。（《片玉心书·卷之二·小儿总治法》）

小儿治法

西江月

小儿不宜热药，两腮俱带绯红，手足状热火烘烘，六脉浮洪乱动。小便赤黄又涩，大便闭结难通。掀衣饮水喜当风，烦渴鼻流血涌。

小儿不宜凉药，面皮㿠白无精，四肢厥冷似寒冰，六脉浮微隐隐。吃乳不消呕吐，粪如鸭屎频频，神虚腹痛眼珠青，病久成疳诸症。

小儿纯阳之体，阴阳不可偏伤，常带三分饥与凉，此个孩儿易养。大抵脾常不足，有余肝气须防，不寒不热药为良，切忌妄行孟狼❶。

小儿何为难治，古今号曰哑科，脉无可视如之何，口不能言病作。父母时时惊怕，医人试验诚多，从容对症用方药，有甚难为捉抹❷。（《片玉心书·卷之三·小儿治法》）

---

❶ 孟狼：忠信堂本作"孟浪"。
❷ 捉抹：据文义当作"琢磨"。

五脏证治总论

是病皆从五脏生，不知脏腑亦徒然；
细将色脉相参合，对证裁方治不难。

五脏之中肝有余，脾常不足肾常虚；
心热为火同肝论，娇肺遭伤不易愈。（《育婴家秘·卷之一·五脏证治总论》）

肝脏证治

肝为风木主生风，形证昭然在目中；
虽然泻之无用补，少阳生气与春同。

肝胆原来从火治，木中有火无人识；
水不能胜号龙雷，惟有甘温差可制。（《育婴家秘·卷之一·肝脏证治》）

心脏证治

心为神舍易生惊，色脉相通恶热侵；
实则避嫌惟泻腑，如虚丛脞❶要安神。

---

❶ 丛脞：杂乱，烦琐。

心为君主岂容邪，客热来侵事可嗟；

泻实补虚有成法，何须方外觅灵砂。　（《育婴家秘·卷之一·心脏证治》）

脾脏证治

幼科方中脾病多，只因乳食致沉疴；

失饥失饱皆成疾，寒热交侵气不和。

胃爱清凉脾爱温，难将脾胃一般论；

阴阳相济和为贵，偏热偏寒不可凭。　（《育婴家秘·卷之一·脾脏证治》）

肺脏证治

肺为娇脏原主气，寒热蒸侵基气逆；

热壅胸高喘不宁，虚羸气短难报息。

真膈肺气与天通，药用清阳以类从；

肺实麻黄强泻白，阿胶虚补有奇功。　（《育婴家秘·卷之一·肺脏证治》）

---

❶　侵：通"寖"。

肾脏证治

天一真精聚命门，人无天脉水无根；
内行骨髓宜坚固，一水难胜二火焚。

阴常不足肾常虚，筋骨难成貌必癯；
钱氏立方惟有补，经云疮疹泻其余。

本脏自病论精神，补泻分明有定方；
若是相传作兼病，更宜通变五提纲。

大抵婴儿脾病多，只因乳食欠调和；
知他脏病须调胃，若到成疳受折磨。　（《育婴家秘·卷之一·肾脏证治》）

变　蒸

草木逢春变化新，太和元气日熏蒸❶；
细推物理皆如是，莫把芽儿作病名。　（《育婴家秘·卷之二·变蒸证治》）

---

❶　依文义，应为蒸熏。

西江月

小儿变蒸何以，三十二日为期，精神改变异常时，发热蒸蒸昏睡。或遇风寒外感，或兼乳食伤脾，留连苦楚莫差池，好把汤丸调治。

大抵六十四日，初生肾与膀胱，再生心火与小肠，肝胆第三长养。肺与大肠居四，脾胃五次消详，三焦胞络不同乡，只为有名无状。

小儿变生智慧，自然发热如蒸，昏昏不乳欠醒醒，恰似蚕眠相应。医者不须妄治，父母何必忧惊，三日之后自和平，只怕别生形症。

若遇风寒外感，惺惺散❶子堪行，内伤乳食不安宁，保和❷养脾❸兼进。咳嗽参苏饮❹子，吐泻理中最灵，惊来搐掣用泻青，导赤❺亦宜选进。（《片玉心书·卷之四·变蒸门》）

感冒四气

感冒天时四气中，小儿亦与大人同；

必先岁气无轻犯，寒热温凉有逆从。（《育婴家秘·卷之三·感冒四气》）

---

❶ 惺惺散：人参、白术、茯苓、甘草、桔梗、天花粉、细辛、防风、川芎。

❷ 指保和丸：山楂、神曲、半夏、茯苓、陈皮、莱菔子、连翘、麦芽、甘草。

❸ 指养脾丸：苍术、厚朴、陈皮、砂仁、草果、神曲、益智、茯苓、麦芽。

❹ 参苏饮：人参、半夏、茯苓、甘草、桔梗、枳壳、葛根、前胡、木香、紫苏叶、陈皮、姜、枣引。

❺ 指导赤散：生地黄、木通、甘草、竹叶。

伤 风

伤风发热面色赤，烦闷不困不思食；
喜人偎抱畏风寒，作渴便秘里必实。
恶寒病在表，败毒拿法好；
里实三黄丸，惊来泻青讨。
败毒发表用姜❶防，升麻柴葛解肌良❷；
前胡枳壳甘草桔，苏叶人参用成汤。（《片玉心书·卷之二·伤风》）

发 热

西江月

小儿病则生热，须知得病根苗，风寒外感热来潮，饮食内伤烦躁。吐泄疟痢疮疥，变蒸痘疹如烧，骨蒸体热渐成痨，调治般般分晓。

若是风寒外感，面红又恶风寒，惺惺散子妙难言，有咳参苏效验。饮食内伤可下，三黄脾积相参，再加集圣保平安，莫使脾虚难转。

---

❶ 姜：忠信堂本作"羌"。
❷ 良：忠信堂本作"凉"。

吐泄胃苓最妙，赤白痢用香连，疟家平疟解邪干，疮疥胡麻丸散。变蒸小儿常病，不须妄用汤丸，如逢痘疹别科传，集圣专调疳软。

治热汗下休错，误汗误下伤人，应汗而下痞满侵，应下而汗惊定。只为不明表里，致令儿命早倾，果难捉摸且因循，药用胃苓集圣。（《片玉心书·卷之五·发热门》）

气虚多发厥，血虚须作热，
气血若俱虚，身热手足厥。（《片玉心书·卷之四·身热发厥歌》）

阳在身中主发生，奈何拂郁热熬煎，
婴孩本是纯阳体，热证推求有数般。　（《育婴家秘·卷之三·治诸热证》）

[诗后附案]

本县大尹张鼎石公子，生四月无乳，取一民壮妇人乳之。一夜大啼，取医甘大用治之。初所治者，呼为腹痛，用理中汤不效；又呼为伤食，用益黄散，又不效。夜更啼哭，急请予视之。甘语其故，意欲我扶同其言也。心本恶热，药中又犯干姜、丁香，如何不助火而增益其病也，乃请公子看之。尹曰：伤食乎？腹痛乎？全曰：腹痛则面多青，伤食则面多㿠白，今面多赤，心烦证的也。大用趋出，予用导赤散加麦冬、灯心进一服。次早往问之，用自内出云：昨夜到天明不止。予叹之，彼喜其药不中病也，不知病退矣。全入问，尹曰：昨夜哭犹甚也。予告之曰：公子病安矣。公子贵体微和，四日夜未乳，昨夜病退思乳。乳母在外，故知往夜之哭，病哭也；昨夜之哭，饥哭也。尹喜曰：怪哉！乳母来后，再不复啼矣，病果退也。（《幼科发挥·卷之上·五脏主病》）

湖广按察司宪长，有子九月发热，恐是痘疹，差人来取全，往见之，非痘，是变蒸也。公曰：何以辨之？全曰：以日计之，有当变蒸之期；以证察之，亦无痘疹之证。公问：痘何证也？全曰：痘者，五脏之液毒也，故五脏各见一证：呵欠、惊悸，心也；项急、顿闷，肝也；咳嗽、喷嚏，肺也；吐泻、昏睡，脾也；耳骫皆凉，肾也。今公子无之，知非痘，乃变蒸，将退也。次日果安。公喜曰：汝术甚精。赠以白金五两，应付而归。（《幼科发挥·卷之上·兼证》）

己未冬十月，本府三守张公子，于初三日发热，初五日热益甚，目上直视，口多妄言，众医作风治，无效。时代巡在府，所属州县官各举其医，皆莫治。吾县大尹云阁朱公以全荐张公，亟召之。全往，此二十七日也，诊其外证，禀曰：公子病势将退，但肺热未除耳。公曰：何如？全曰：三关黄润，两目精明，此病当愈。惟正面戴阳，喘气上息，此肺虚热也。公喜曰：予正忧其气喘，汝谓无妨，当用何药？全曰：小阿胶散。众医嗫而阻之。公不听，竟服一剂，其夕喘止热退。始求微食。二十八日早，公谓众医曰：汝等作风治，误矣。昨听汝等之言，则无此效。早请汝来，此儿不受苦也。众惭而退。二十九日，赐金驰驿而归。（《幼科发挥·卷之上·五脏主病》）

吾之长男万邦忠，先翁年八十始见此孙，笃爱之。幼多疾，一日病疟后，潮热，日瘦一日，先父母忧之。全告之曰：此疳热也。用小柴胡汤加鳖甲、当归、川芎、陈皮、青皮为丸，服之愈。（《广嗣纪要·卷之十六·幼科医案·发热》）

一儿惊风后热不退，群医有议用小柴胡汤者，有欲用竹叶汤者，有欲用凉惊丸者，予曰：大惊之后，脾胃已虚，宜温补之。三药寒凉，不可服也。乃作理中汤，用炒干姜，一剂热除。（《幼科发挥·卷之上·五脏主病》）

一染铺余姓者有子，病热，诸医汗之、下之、和解之，皆不效，请予视之。曰：此虚热也。用调元汤加炒干姜，未尽剂而热除。（《广嗣纪要·卷之十六·幼科医案·发热》）

义官黄学仪有子，病热不退，请先翁调理，约以热退厚谢。一日先翁归不乐，全问其故，翁曰：黄家小儿热，今医七八日不效，是以不乐。全问其状，翁曰：日夜发热，小便赤，大便难。全曰：父用何药治之？翁曰：先服胃苓丸，今服凉惊丸。全曰：不效。翁问全曰：汝能治此病否？全对曰：能之。此名风热，乃肝病也，宜用泻青丸，热即退矣。翁以是言告黄公，黄公同来请全，往视之，真肝病也，遂用泻青丸治之，五日而愈。父喜谓吾母曰：曩教儿读书，尔说我不教儿学医，吾曰医出于儒，尔不信，吾有子矣。（《广嗣纪要·卷之十六·幼科医案·发热》）

咳　嗽

形寒饮冷即伤肺，咳嗽病来多痰气。

面青气促怕生惊，面白胸高还不吉。（《片玉心书·卷之二·咳嗽》）

风寒乘外从虚入，肺主皮毛先受邪，

气逆上冲成咳嗽，绵延转变入他家。（《育婴家秘·卷之三·咳嗽喘各色证治》）

西江月

小儿或病咳嗽，医家症要分明，咳为有伤于肺经，嗽则脾家病症。有声无痰是咳，无声有痰嗽真，时乎咳嗽病同临，有声有痰一定。

小儿伤风咳嗽，其症身热憎寒，自汗燥❶烦不安然，日夜嗽声无遍。时常鼻流清涕，咽喉不利痰涎。脉浮头痛症多端，治则宜乎发汗。

咳嗽或伤寒症，此因饮冷形寒，冬月坐卧湿地间，抑被冷风吹犯。其症脉紧无汗，烦躁不渴恶寒，治宜发散汗为先，药用参苏

---

❶ 燥：通"躁"。

饮验。

若是咳嗽伤热，其症面赤躁烦。饮水不止隔❶咽干，咳睡稠黏症现。甚则急喘而嗽，痰涎必生喉咽，潮热手足或冰寒，小儿多有此患。

咳嗽若患火症，决然咯唾血脓，甚者七窍血流通，此是肺热火动。若吐青绿白水，胃冷停饮相攻，嗽吐痰涎乳食中，宿滞不消取用。

要知治嗽大法，依时认症扶持。春天外感症无疑，夏是炎上火气，秋则肺伤湿热，冬为风冷相随。相时而动作良医，对症根据方用剂。

大抵实者当下，虚则补药为宜，寒者温散药中推，热证清凉为贵。风则尤当发散，停痰消逐为施，初间❷止涩莫投之，总要化痰顺气。

肺乃五脏华盖，皮毛易感风寒，初医发汗最为先。杏仁麻黄最验。薄荷石膏甘草，黄芩桔梗人参，前胡枳壳腊茶煎，一服诸风发散。

久咳不宜发汗，化痰顺气为宜，润下玉液有神奇，不效再行汤剂。贝母陈皮枳壳，茯苓甘草芩栀，前胡薄荷杏仁泥，有热石膏堪取。

久咳痰壅发热，看他二便何如，若还清利是中虚，只用抱龙区处。如果秘结实热，葶苈五色驱除，要分虚实不须拘，此是小儿命主。

久咳连声出血，清金降火为佳，芩连甘桔款冬花，知贝二冬多下。去白陈皮枳壳，前胡地骨霜瓜。茯苓玄参茅根加，此个方儿

---

❶ 隔：通"膈"。

❷ 间：忠信堂本作"然"。

无价。

大凡咳嗽治法，必须清化痰涎，化痰顺气最为先，气顺痰行咳减。顺气陈皮枳壳，化痰半夏天南，黄芩栀子火邪干，桔梗茯苓开渗。

虚咳时加作热，面黄气短无神，当归陈皮白茯苓，栀子黄芩桔梗。知贝前胡天麦，甘草枳壳人参，更加黄柏妙如神，煎同生姜作引。

久咳连声不已，面青目窜常盱，胸高肩息汗如珠，脸白唇青背屈。骨瘦如柴潮热，鼻干发燥神虚，哑嘎惊搐不须拘，纵有灵丹无处。（《片玉心书·卷之五·咳嗽》）

初咳要发表，五拗并九宝。气实葶苈宜，肺虚阿胶好。尝服玉液丸，桔梗同甘草。五拗用麻黄，杏仁甘草强。石膏腊茶叶，发汗是奇方。

九宝苏叶配麻黄，薄荷陈皮杏桂良。

大腹桑白同国老，乌梅加入细参详。（《片玉心书·卷之二·咳嗽》）

[咳嗽]

本县汪元津一子，病肾虚嗽，与上证（指麻城曾芸塘一子，喻长州之妹婿也。病咳，半夜甚。其子年九岁，乃胎禀之不足，肾虚嗽也。编者注）同。请予治，用人参固本丸加白茯苓、知母、贝母、山药各等分，为末蜜丸，服之安。（《幼科发挥·卷之下·肺脏主病》）

胡元溪，戊子科举人，三十九岁始得一子，时嘉靖丁酉也。辛丑春病嗽，请医张鹏治之，名医也，用葶苈丸，乍止乍作。至夏转作，又请甘大用治之，吾所教者，用五拗汤不效。或以葶苈，或以五拗，发表攻里，其嗽益加，至百十声不止，面青气促，口鼻血出，势急矣。不请予者，予先补县学廪膳，元溪与胡明睿、蔡惟忠等嫉而害之，不敢请也。至是事急，不得已而占之于筮，得大寒朋来之辞，于是请予。予以活人为心，不怀旧恨，欣然而往，约以调理两月而愈。

元溪曰：何如是之难也？予曰：自春至秋，病已半年，肺为娇脏，治之不易，请勿怀疑，看予调理。乃立一方，用天门冬、麦门冬、知母、贝母、桔梗、甘草、苏子、陈皮（去白）、黄芩、栀子仁、白茯苓，连进三剂，咳只二三十声，口鼻血止。元溪心中不安，又请医万绍至。予心怪之，欲留不可，欲去则误此儿之命。观其主方，以二陈汤加防风、百部、杏仁、紫菀、桑白皮。予谓绍曰：肺气已逆，升而不降，吾方抑之，其咳稍定，防风、百部升发之药，似不可用。绍曰：防风、百部乃咳嗽之圣药也。元溪曰：各有秘方，何以沮之？予曰：吾为尔子，岂沮同辈如昔日同类之嫉吾哉？乃摩其子头云：勿多服药，病再发矣。力辞而归。是日服其药后，气上逆而咳百十声不止，口鼻血复来。其子呼曰：爷爷送了我命也。其妻邓娘子且怒且骂，元溪心忙，托吾妾母谢罪，恳求予治。予笑曰：各有秘方，吾决不敢夺人之功也。待绍术穷，吾自来矣，不必强也。元溪跪而叩头曰：明书不是，愿勿峻拒。予往其家，邓娘子出拜，谢曰：奴家丈夫不是，望勿记心，治好吾儿，必重报谢。其子手指白金一锭，约重三两，曰：权为利市，望救我命。予恐多元溪疑，愿置一簿，逐日登记病证药方，以为医案。元溪大喜，仍用前方，调理五日而血止。乃取生茅根，捣自然汁，和药服之。血止，只用前方，或加款冬花、杏仁以止其咳，或去黄芩、栀子仁，加人参、白术以补其脾，或去黄芩、栀子，加阿胶以补其肺，调理二十日而安。

元溪问曰：小儿之咳，张、甘二医治之不效，万绍治之反甚，先生治二十日而愈者，何也？予曰：方春之时，多上升之气，肺感风寒，当与发散，葶苈丸乃攻里之剂，肺金本虚，而反泻之，此一逆也。夏天火旺，肺金受克，当用清金泻火之剂，五拗汤乃发散之药，用热犯热，此二逆也。一汗之，一下之，肺金大虚，方秋之时，气应降而不降，万绍反用升发之剂，此三逆也。予用收敛清降之药，

以平其浮散之火，火衰于戌，时值九月，故病易已。元溪叹服。（《广嗣纪要·卷之十六·幼科医案·咳嗽哮喘》）

黄冈县省祭许成仁有子，病嗽，痰中带血，医用茅根汤治之，不效。时予在府，请视其子，且叙其所服之药。予曰：此吾家治咳血方也，因胡元溪之子咳血，而立在彼则可，在此则不可。许问其故，予曰：彼病于秋，肺旺时也；此病于春，肺衰时也。彼病气逆上，而口鼻出血；此病气逆而痰中有血也。病既不同，治亦有别。乃用阿胶为君，杏霜、瓜蒌霜、贝母为臣，苏叶、桔梗，炼蜜作丸，薄荷汤化而服之，效。（《广嗣纪要·卷之十六·幼科医案·咳嗽哮喘》）

监生胡笃庵咳久不止，汗之不可，下之不可，因于表里之邪俱甚也。自制一方，用苏叶、薄荷叶、桑白皮末、杏霜、瓜蒌霜、桔梗末、甘草末各等分，虚者加阿胶。上炼蜜为丸，白汤下，或口中噙，五日而安。后以此方治人屡效。（《幼科发挥·卷之下·调理脾胃》）

同郡人周小川族人，一小女疹后咳嗽失声，予授一方，以甘桔汤加炒牛蒡子、炒枯芩、天花粉作散，薄荷叶汤调，再煎一沸，服之愈。（《痘疹心法·卷之二十·疹毒症治歌括》）

麻城曾芸塘一子，喻长州之妹婿也。病咳，半夜甚。其子年九岁，乃胎禀之不足，肾虚嗽也。用人参固本丸加阿胶、桑白皮，蜜丸服，尽剂而安。（《幼科发挥·卷之下·肺脏主病》）

蕲水举人蔡沙江，有子病咳，久不止，请予治。予往，见其连声不止，咳时面青，右手常自摆动，谓沙江曰：令郎不可治也。沙江问：何故？曰：嗽者肺病也，肺属金；面青者，肝之色也，肝属木；手摆者，肝风欲发之状也，木来侮金，寡乎畏也。维❶金十月，金病木生之时，四时之序，将来者进，成功者退。木生而进，金病而退，发搐不可治也，甲乙日剧。果甲乙日搐而死。（《幼科发挥·卷之上·五脏主病》）

---

❶ 维：通"惟"。

喘　证

气喘绵绵自肺生，有寒有热有痰涎❶；
寻常哮喘无他虑，病笃应❷喘嫌急添。（《育婴家秘·卷之三·喘》）

哮　喘

西江月

　　哮喘症虽有二，皆由痰火中藏，或被风寒袭外方，内被盐水醋呛。亦有乳呛而得，致令攻膜为殃，用药调理法虽良，断根灸法为上。

　　哮喘多成宿疾，天阴欲雨连绵，治时发表及行痰，九宝时常灵验。表邪未除五虎❸，里实葶苈❹为先，不须砒石作成丸，误了孩儿命短。（《片玉心书·卷之五·哮喘门》）

---

❶　痰涎：忠信堂本作"痰涎"。
❷　应：忠信堂本作"发"。
❸　指五虎汤：麻黄、杏仁、甘草、茶叶、石膏。
❹　指葶苈丸：葶苈子、牵牛子、杏仁、防己。

[诗后附案]

致仕县丞胡三溪一女，素有哮病，遇天欲雨则发，发则多痰，服五虎汤、九宝汤即止，不能断根。吾于三溪呼为知己，思欲断其根也。一旦得之，盖痰涎聚而作喘，痰去则止。痰者，水液之浑浊者也。《难经》云：肾主液，液者水所化也。肾为水脏，入心为汗，入肝为泪，入肺为涕，入脾为涎。此肾喘也，乃以六味地黄丸服之，不复发矣。（《广嗣纪要·卷之十六·幼科医案·咳嗽哮喘》）

口 疮

小儿鹅口疮，白屑珠矾良；
赤疮姜连散，洗心是奇方。
洗心散内用麻黄，荆芥薄荷赤芍当；
白术将军同国老，临时煎服入生姜。
牙根烂成疮，走马疳可防；
出血又作臭，文蛤散❶宜良。
小儿口流涎，滞颐脾虚寒；
益黄加苍术，不治必成疳。（《片玉心书·卷之二·口疮》）

西江月

小儿心脾积热，唇口舌上生疮，白为鹅口屑浮霜，赤者石榴子样。上下口唇破裂，令儿乳食难尝，洗心凉膈是奇方，搽洗各宜停当。（《片玉心书·卷之五·口疮门》）

---

❶ 文蛤散：雄黄、枯矾、五倍子、蚕蜕纸。

[诗后附案]

一儿患口舌生疮，医用药服之、搽之者，皆芩连知柏类，无效。予曰：心热所为，苦入心而反助其热，宜无效，乃作洗心散与之，一服而安。（《幼科发挥·卷之上·五脏主病》）

一小儿舌上生疮，口唇破裂，吮乳不得，日夜啼哭，求药于予。予用洗心散，入竹叶煎服，以解其里热，外用柏连散擦之，效。（《广嗣纪要·卷之十六·幼科医案·口疮》）

伤 食

伤食发热面赤红，恶心腹胀痛时攻；
露身怕热不思食，症与伤寒大不同。
伤食宜调解，藿香散最宜；
保和同与服，病退再养脾；
若是成惊搐，惟有下为奇。

伤食发热用藿香，苏叶香附朴陈苍；
半夏黄连甘草曲，茯苓引子用生姜。（《片玉心书·卷之二·伤食》）

伤食无如损节奇，视其轻重法何为；
欲求陈莝推将去，消导不行攻取之。（《育婴家秘·卷之三·伤食证治》）

[诗后医案]

公子（指罗田县尹朱云阁之子，编者注）脾胃素弱，常伤食。一医枳术丸、保和丸，其意常用枳术丸补脾，至伤食则服保和丸，不效。公以问余，予曰：此法固好，但专用枳术丸则无消导之药，初不能制其饮食之伤；专服保和丸，则脾胃之虚不能胜其消导，而反损中和之气。当立一方，七分补养，三分消导，则脾胃自强，不能再伤矣。公曰甚善，汝作一方来看。余乃制用人参、白术、青皮、陈皮、甘草、木香、缩砂仁、山药、莲肉、使君子、神曲、麦芽为末，荷叶煨饭，捣烂为丸，米饮下，名之曰养脾消食肥儿丸。服后精彩顿异，饮食无伤。公益喜，录其方，常久用之，亲书"儒医"二字，作匾赐之。（《幼科发挥·卷之下·泄泻》）

嘉靖丁酉八月，英山县郑斗门初八日初生一男，命名廷试，生五日不乳，喷嚏昏睡，请予视之。予曰：此脐风病也，一名马牙风。小儿生后，一腊之内尤急。斗门惊惧，予曰无妨。乃看其口中上腭有白泡子，如珠大者三四个，取银挖耳刮去之。斗门怜惜之情见于色。去之未尽，次日犹不乳。邻亲金氏老妪闻之，传语斗门，以脐风之害。斗门忧惶，复请予，叩问脐风之病何如？予告之曰：脐风之病，不可治者有三：脐肿腹胀，大小便不通者，名曰锁肚；口紧不开，不乳不啼，时作搐者，名曰噤风；环口青色，口唇紧撮者，名曰撮口。令郎初病，未至困也。复以手法去其白泡而安。斗门曰：当作何药？予曰：儿在母腹之中，赖母之血以养之；及其生也，食母之乳，乳亦血所化也。胃气常脆，谷气未生，岂能任其药毒耶？虽有古方，不敢用也。斗门曰：若然，则坐视其死而不救哉？予曰：上工治未病，中工治初病，下工治已病。治未病者，十全八九；治初病者，十救四五；治已病者，十无一生也。斗门曰：治未病者何如？曰：儿初生时，必先浴之，后断其脐。断脐之后，以火灸其断处，脐干未落，常谨视之，勿为儿尿所浸，则自无脐风之病矣。斗门曰：治初病者何如？曰：但见儿喷嚏多啼，少乳者，即视其口中上腭，有白泡子成聚者，急以手法刮去之，以软布拭净其血，则脐风不发矣。斗门曰：治已病者何如？曰：不知以上二法，其泡落入腹中，或为锁肚，或为噤风，或为撮口，虽有神丹，不能救也。斗门谢曰：请详记之，以为育婴之法。（《广嗣纪要·卷之十六·幼科医案·胎疾》）

靳水李中庵，吾婿也。一儿未周岁，因伤食发疟，间一日一发。在子丑时，疟发搐亦发也。发时咬牙呻唤，大便黄绿，努责而出，用口吮母口，得乳即止。疟后汗出，心下跳，腹中鸣，退后顶上有小热。其父母爱惜之心，疟退搐退则喜而称愈，疟搐俱发，则忧惧不胜。其母又不禁口，病未十日成痞矣。面色㿠白，囟陷发疏，儿渐羸瘦，请予治之。予曰：此儿先受暑湿，暑则为疟，湿则为痰，又伤饮食，助其暑湿之邪。暑则伤心，湿则伤脾，暑生热，湿生痰，脾土一衰，肝木随旺，疟曰食疟，痞曰食痞，当从虚治。且大哭手掣，皆肝胆之病。子时属胆，咬牙者心肝俱热也。肝木心火，子母病也。大叫哭者，肝病也，呻唤者，肾病也。肾水肝木，母以子病也。肝者厥阴风木也，心肾者，少阴君火也，木火相搏则内作搐，故大便努责而出，用口吮母之口，此内热作渴也，儿口不能言，得乳自解。汗出者，初发之时，邪气拂郁，及其退而有汗，此真气外泄也。故治疟之法，无汗要有汗，散邪为主；有汗要无汗，养正为主。此儿汗泄于外，便泄于内，心下跳，腹中鸣，皆火盛证也。肝胆从火治，此其法也。退后顶热，儿顶山颠，亦厥阴肝经之脉也。予制一方两治之，于平痞止搐方中加治痞之药，于补脾消疟方中加止搐之药，调理五日，疟搐俱止，儿亦渐肥，而痞瘦除矣。附其方如下。

其平痞止搐加减于当归龙荟丸，用归身、人参、炙甘草、柴胡、川芎各一钱，青皮、芦荟、木香各七分，胆草（酒洗）、栀仁各五分，半夏（大者）三个。

神曲糊丸，黍米大，每服二十五丸，寅、卯时竹叶汤下。

治疟补脾，加味参苓白术散。

人参、黄芪（蜜炙）、归身、九肋鳖甲、使君子、白芍药（酒炒）各一钱，炙甘草，青皮（去白）各八分，厚桂、泽泻、木香、夜明砂、柴胡各五分，陈皮七分。共碾末，山药糊丸，粟米大。每服三十丸，巳戌二时服，炒米汤下。

乳母服加味四物汤。

当归、川芎、赤芍药、生地黄、柴胡、升麻、麦门冬、木通、

黄芩（酒炒）、桔梗各五分，薄荷叶七分，灯草水煎服。（《幼科发挥·卷之上·五脏主病》）

隆庆壬申，罗田监生胡正衢次子生两月，病吐乳发热，昏睡不思乳，请予视之。予曰：此伤乳病也。先有一乳母，其乳少，又使一乳母佐之。儿生两月，脾胃尚弱，乳哺易伤。二乳母恐儿之啼，触主之怒，强以乳相继哺之，因此成病。教令损其一日之乳，其病自愈，不必服药。乳母听教，次日果安。（《广嗣纪要·卷之十六·幼科医案·胎疾》）

一儿半岁，忽日惨然不乐，昏睡不乳。予曰：形色无病。将谓外感风寒，则无外感之证；将谓内伤乳食，则无内伤乳食之证。此儿莫非有所思，思则伤脾，乃昏睡不乳也。其父母悟云：有一小厮相伴者，吾使他往，今三日矣。乳母亦云：自小厮去后，便不欣喜，不吃乳。父急命呼之归，儿见其童嘻笑。父曰：非翁之妙术不能知也。（《幼科发挥·卷之上·五脏主病》）

疳 积

面色黄白是疳痨，肚大颈细头发焦；
折乳伤食大病后，只怕时时热来潮；
疳痨无多法，集圣❶初如神；
面色转红活，相间服胃苓；
潮热如不退，只防作慢惊。（《片玉心书·卷之二·疳痨》）

---

❶ 指集圣丸：芦荟、炒五灵脂、夜明砂、炒砂仁、木香、陈皮、莪术、使君子、黄连、炒川芎、炙蟾、当归、青皮。因于虚加人参二钱，白术三钱，去莪术、青皮、炒五灵脂。因于热加龙胆，去炒砂仁、莪术。因于疟加炙鳖甲。因于吐泄下痢加白术、煨肉豆蔻、诃子，去青皮、莪术。因积痛加煨三棱、川楝子、炒小茴香，去当归、炒川芎。因于虫加芜荑、川楝子，去当归、炒川芎。因于渴加人参、白术，去莪术、炒砂仁。上为末，用雄猪胆二个取汁，和面糊为丸，米饮送下。

西 江 月

小儿疳痨又险，愚夫不识根苗，面无血色发毵焦，肚大颈干脚小。吐泻时时举发，似疟非疟来潮，吃泥弄舌滞颐交，不治休嗟命夭。

小儿伤食脾胃，疳痨烦热虚羸，黄连芦荟解蒸危，莪术缩青去积。当归川芎养血，夜砂君子攻蛔，干蝉木香五灵脂，粟米糊丸为最。（《片玉心书·卷之五·疳症门》）

[诗后附案]

胡凤崖有子痘疮后伤食疳，肌瘦发穗，有医童一册见之曰：不是疳证，乃血虚也。其家惑之，始效则生一病，如痫非痫，昼则安静，夜则梦寐，抱其乳母叫云：我怕！我怕！如人捕之状。询其病原，此儿性不吃药，一册来喂药，必将针火以恐吓之，而得斯疾也。盖胃为戊土，肾为癸水，合而化为火。肾主恐，恐则伤肾，此因脾胃虚弱，不能生肺，肾无化原，亦从而虚也。肾藏志，肾虚则神志不宁，而生惊恐也。寤则神栖于心，寐则神栖于肾，脾志往来出入之门户也，必以补脾为主，安神次之，补脾肥儿丸，安神钱氏安神丸，调理半年而安。（《幼科发挥·卷之上·五脏主病》）

胡凤崖子病疳，但多食则腹痛，请予治之。予曰：人以谷为本，谷入作痛，岂新谷作痛乎？必有旧谷为积，未能消去，故与新谷相持也。岂有绝谷食之理，乃作养脾消积丸，服之安。（《幼科发挥·卷之下·疳》）

监生汪怀江有子，年六岁，病疟久不已，面㿠白，发稀成穗，腹胀，食不作肌肤，乃疳病也。怀江一家凡有病者，诸医用药不效，惟予治之，所活者多，是以留居其家，朝夕甚恭。予重其情，故于此子之病，以养脾丸平其疟，肥儿丸治其疳，调理半月而愈。（《广嗣纪要·卷之十六·幼科医案·疳病》）

监生王三峰有子，年二岁，多病，请予治之。予曰：此乳少病也。三峰曰：母乳极多。予不应而遂行。其父竹泉留之曰：烦公调治，必有厚谢。予曰：若使全治，必作少乳之病，今日乳多，识证不明，不敢医也，愿别求名医以治。力辞而退。时予寄寓三溪书馆中，其夜东郊会川来访，问予数日曾治何病？所得几何？予笑曰：只今早王三峰请去，看其子病，乃痞证也，因乳少得之，彼日乳多，吾不与治，此儿成痞，可惜不救。会川闻知，亟去。三溪曰：此会川之婿，汝言太甚，故去矣。予曰：必与三峰同来，公等少坐。须史，会川果与三峰至，谢曰：今早多慢！此儿之病，与吾先在南京所丧之儿病症同，乃痞病也。今闻会川述先生之言，正合吾心，望推犹子之爱，为我治之。予曰：因乳多乳少治法不同，请归验之，明早再议。各散去。次早三峰复至曰：先生之见神妙，及昨夜归问拙荆。拙荆捏其母之乳，果无乳也。昼则嚼饭以哺之，啖以粑果，夜则贮水以饮之，奈何？予曰：欲得使换其乳母，则母子认惯，不可换也。若不使有乳妇人养之，则此疾终难治也。不如仍与旧母养之，择一少壮妇人有乳者，夜则相伴，以乳补之，久而惯熟，自然相亲矣。三峰曰：有乳无乳，其法异乎？予曰：有乳之痞，得之伤乳，乃饱病也，宜集圣丸。无乳之痞，得之失乳，乃饥病也，宜肥儿丸。调理一月而安。（《广嗣纪要·卷之十六·幼科医案·痞病》）

罗田知县朱云阁只有一子，年七岁，甚珍爱之。脾胃虚弱，食多则伤，食少则困，形瘦而黑，常使韩医治之。因其伤食，则与枳术保和丸以消导之；因其困倦，则与参苓白术丸以补之。时补时消，精神日瘁，将成痞矣。予告之曰：公子之脾胃素虚，不能消谷，故食易伤也。伤食而复消导之，则脾益虚，虚则复补，脾未得实，而伤者又至矣，岂良法哉？全进一方，专以补脾为主，内兼消导，名肥儿丸。公视其方，以四君子汤为主，加陈皮、青皮、木香、砂仁、山药、莲肉、使君子肉、神曲、麦芽、山楂肉，共为细末，荷叶包粳米，煮烂，捣为丸，米饮下，命予修制。自此不复伤食，肌肉渐肥矣。（《广嗣纪要·卷之十六·幼科医案·痞病》）

蕲水陆沉巷李黄之妻，程希南之女也。新寡，只有一女，初病疟，又病痢，瘦，发热少食，日啖莲肉五六枚。请予往治之，予与集圣丸。时有江西一医万鼎在彼，曰：难治。鼎常问予运气之说，予详教之，彼本不知，唯唯耳。予谓鼎曰：明年二、三月，来看此女之长大也。次年三月半，其母在程氏宅，请予谢之，命其女拜，云：小女服后，一日改变一日，非昔日比也。（《幼科发挥·卷之下·疳》）

庠生王闲一子周岁，因食猪肉受伤，肢体瘦削，使人求药。予问其详，乃食积疳，似有余。取脾积丸五粒与之，教以猪肉汤吞下，果下一块，如小指头大、涎沫夹裹，其子顿安。（《幼科发挥·卷之下·疳》）

一儿善食腹大，予用保和丸、胃苓丸二方，相间调理而愈。（《幼科发挥·卷之下·胀病》）

一儿周岁，食肉太早，自此成积，日渐羸瘦，不思乳食。其父沙溪告予，请医治之。予取养脾去积丸，先服三日，后服用脾积丸，鸡肉汤下。取下鸡肉一片，犹未化也。再服养脾丸调理而愈。（《幼科发挥·卷之下·积病》）

一富家生子甚弱，结义予为家公。予重其义，朝夕戒其乳母，乳食不可太饱，或时以烂粥嚼而哺之，其一切肉果、饼粑、甘肥、生冷之物皆禁之。或有小疾，专以补脾胃为主。其子自幼至长，亦无大疾，今气实力壮，饮食多而不伤，寒暑不能侵，南北奔走不为劳。尝语人曰：生我者父母也，养我者万家公也。（《幼科发挥·卷之下·调理脾胃》）

一小儿食肉早，得脾胃病，或泄痢，腹大而坚，肌肉消瘦也，已成疳矣。其母日忧，儿病益深，予见悯之，乃制一方，人参、黄芪（蜜炙）、白茯苓、白术、粉草、当归、川芎以补脾胃、养血气，陈皮、青皮、半夏曲、木香、砂仁、枳实、厚朴、神曲、麦藥面以消积，三棱、莪术（煨）、九肋鳖甲（醋煮）以消癖，黄干蟾（烧灰存性）、使君子、夜明砂以除疳热。共二十三味碾末，粟米糊丸，麻子大。每服二十五丸，炒米汤下，调理而安。（《幼科发挥·卷之下·调理脾胃》）

一小儿五岁，腹大善食。予见之，谓其父母曰：乳多必损胃，食壅即伤脾。令郎腹大如是，又不知节，纵其口腹，吾恐肠胃乃伤，不成肠癖，必成痞也。后果成痞，肚大青筋。请予治，以集圣丸调理而愈。(《幼科发挥·卷之下·胀病》)

予孙，邦子也。先病疟，伤食成痞，又伤食，甚瘦，腹胀大而坚，见人则哭。予立一方，用人参、白术、白茯苓、甘草、半夏曲、枳实（炒）、厚朴、黄连、木香、莪术、砂仁、使君子、神曲、麦芽、鳖甲、夜明砂、当归、川芎等药。(《幼科发挥·卷之下·胀病》)

呕 吐

小儿呕吐有三因，因热因寒因食停，
药食难尝成格拒，吐多清水是虫名。(《育婴家秘·卷之三·呕吐》)

西江月

呕吐病原不一，治者要辨根由，呕则声物一时有，有物无声曰吐。更有有声无物，此名哕而干呕，又当辨症药分投，有甚难为措手。

冷吐乳食不化，腹胀喘急无时，面白眼慢气多吁，吐有夹食清水。此因风寒入胃，或食生冷伤亏。抑伤宿乳胃中虚，不纳乳食吐出。

热吐唇红面赤，乳食入而虽消，吐物黄色遍身烧，大热渴多烦躁。此因暑气在胃，或食热物煎熬，胃气因热不和调，气逆遂成吐了。

积吐如何分晓，眼胞浮面微黄，足冷肚热异寻常，昼轻夜重魔瘭。宿冷滞在脾胃，故吐黄酸水浆，或吐酸馊气难当，此伤宿食形状。

小儿伤乳吐者，形症更要消详，乳绻❶哺后吐浪荡，或少停而吐止。此因乳食无度，脾气弱不能当，速将空乳令儿尝，乳节吐止为上。

吐症既分明白，治法犹贵精微，冷吐理中汤最宜，热吐五苓去桂。积吐九转灵应，下后枳术调之，伤乳而吐药方奇，三棱散子为最。

呕吐乳食不纳，任是汤药难尝，此谓阴盛隔孤阳，时医却无主张。参术煨姜熟附，乌梅童便尤良，猪胆同入慢消详，此法应如影响。

吐呕诸药不纳，我有绝胜奇方，定吐饮子妙非常，半夏官桂二样。生姜独宜多取，甘草少用为良，依方制造水煎尝，仍用生姜为上。

一等蛔虫吐出，此为蛔多厥阴，乌梅丸子效如神，一服蛔安吐定。又有咳而吐者，化痰顺气须明，如常呕吐只胃苓，汤用生姜作引。

呕吐不止之症，分明说与医人，如服正药俱无灵，更加烦躁乱闷。呕吐只是不止，目睛上窜须危，头往上仰魄如飞，只好安排后事。

再附恶心一症，有痰有热有虚，三症生姜通用之。药宜随症区处。若是胃中有热，二陈加上芩连，姜汁炒过共同煎，各用一钱最验。（《片玉心书·卷之四·呕吐门》）

---

❶ 绻（mán mēn）：连。

吐泻

西江月

大凡男女吐泻，阴阳顺逆当明，男逢泻甚下无阴，女子吐多不应。出物多而数少，此为寒盛相侵。如逢物少数频频，火盛细加体认。

吐泻若是同见，此名霍乱阴阳，只用一剂理中汤，上吐下泻了当。服此若还不效，再加熟附煨姜，乌梅作引是良方，莫与俗人夸奖。

吐泻时时作渴，诸般汤药无灵，饮汤饮水腹膨膨，束手坐观死症。急用伏龙饮子，时时与吃调停，须臾吐止火邪宁，才与理中对症。

吐泻分为三症，食积寒热当知，面黄粪臭恶乳食，此症方为食积。若是身热作渴，宜为热证祛除，面白身寒腹痛时，正是虚寒之疾。

食积宜行转取，灵应去积为宜，如逢热证又何如，益元❶五苓为主。寒证理中可用，甚加附子乌梅，寒热总用胃苓奇，吞用干姜煎水。（《片玉心书·卷之四·吐泻门》）

吐泻之病面皮黄，有寒有热有食伤，
面红热渴难调理，手足寒时急补阳。

---

❶ 指益元散，又名六一散，又名天水散：滑石六两、甘草一两。

吐泻常治法，胃苓一粒丹，
脾积去食积，理中补虚寒。
吐泻多伤食，益黄散最宜，
看他病略退，胃苓再补脾。
泄泻常如是，消积功十全。

泄泻作渴白术散，人参白术茯苓甘，
木香干葛藿香叶，常与服之真格言。
泻甚乌梅加入，热甚知母门冬，
虚须甘草炙用，随症用药不同。（《片玉心书·卷之二·霍乱吐泻》）

霍乱无嫌吐泻频，绞肠干痛腹中寻，
治其吐泻多寒热，干痛须防喘与惊。（《育婴家秘·卷之三·霍乱》）

[诗后附案]

一儿周岁，吐泻并作，时天大寒，医用理中胃苓丸，服之不效。予曰：此表里有寒邪，未得发散也。取益黄散与之，其夜得大汗而止。

一女岁半，与前儿同症，吐泻，此伤食也。前有外感风邪，故用益黄散，温其表里之寒；此只是伤食，用胃苓丸、一粒丹，陈壁土汤下，调其脾胃，消其食积，而吐泻俱止。

一儿暴吐泻，上下所出皆乳不化，用理中丸服之效。

一儿暴吐泻，上下所吐皆黄水，中有乳片，用二陈汤加黄连（姜汁炒），煎服效。

或问：二病同而治之异者，何也？曰：所出之乳不化者，胃有寒也，故以理中丸急温之；所出乳片不化者，胃有热邪，热不杀谷，宜半夏、黄连以解之。此同病异治法也。（《幼科发挥·卷之下·吐泻》）

泻 泄

泄泻先须辨五因❶，治分三法❷见于经；

养其脾胃尝为本，莫使五虚成慢惊。（《育婴家秘·卷之三·泄泻证治》）

西江月

泄泻症虽各别，大要总因湿成，风寒水湿中人身，乳食过伤为病。此由中气不足，脾胃积滞惟深，以致气脉不调匀，故成泄泻之症。

人皆知有泄泻，当分泄泻原根，冷则滑泄故无声，热则肠结为病。故致里急后重，如水注下有声，此名泻症热缘因，下面条陈病症。

细详冷泻病症，腹中却似雷鸣，注下清白水之形，面白肚疼等症。甚者四肢厥逆，此由儿溺寒侵，寒气在腹刺攻人，故令儿患此症。

热泄色多黄赤，小便不利心烦，口燥作渴定咽干，食乳必粗可验。此由肠胃挟热，冷风乘入其间，热气相抟不安然，所以儿有此患。

冷热不均泄泻，泻色赤白不常，或水或谷病为殃，小儿如何抵当。此由先冷后热，先热复被冷伤，肠胃宿虚亏中脏，冷热交攻

---

❶ 五因：风、寒、暑、湿、食积。

❷ 三法：初用理中汤，中用五苓散，末用七味豆蔻丸或一粒白玉丹。

匀当。

更有伤食而泄，腹痛乳食不思，面黄寒热异常时，粪多酸臭气味。此由乳食过度，以致脾胃伤亏，遂成泄泻病孩提，小儿多有此疾。

又有一般暑泄，多于暑热之时，亦宜寒热症中推，庶好斟酌用剂。若或泻瀼赤白，腹大青筋发稀，或吃泥土出蛔时，此为疳泄之疾。

又见泄多青色，亦或发热有时，睡卧不安忽惊悸，乃是惊泄之势。此是脾受肝克，速宜及早医之，若变脾风瘈疭时，就是神仙费力。

泄泻注成黄水，或渴不渴殊途，此在风湿症中求，多病春天时候。如或泻下清水。腹中不作痛楚，此是纯湿病之由，症传阴雨之候❶。

泄泻肠滑不止，湿伤元气陷虚，药宜升举救儿躯，才得医理妙处。如或泄泻日久，身热仍旧不除，此为日久气多虚，调元汤剂宜服。

泄泻秘传治法，等闲不语时人，如今传授与子孙，胜似良田万顷。初次且行淡渗，温中以次施行，三升四塞救儿婴，此方古今永定。

泄泻如常治法，不须别用心机，只将黑姜胃苓医，三服自然停息。如此不能取效，依前四法支持，吾将心法教人知，才显明医三世❷。

丹溪治泄之法，泻水腹无痛疼，此症因受湿分明，四苓二术当增。饮食入胃不住，宿谷不化犹存，此则气虚病之根，参术升麻

---

❶ 候：忠信堂本作"后"。

❷ 明医三世：指万全及其父亲、祖父三代。

芍并。

泄泻缘何发作，只因水谷无分，所以淡渗法先行，小便长而泄定。滑石车前赤茯，人参白术猪苓，甘草泽泻与砂仁，姜枣煎来作引。

淡渗行而又泄，须防谷气中虚，温中丸散不须拘，断要一时泄住。白术人参砂藿，炙姜炙草依书，乌梅熟附泽泻猪，引用生姜作主。

温中若还不效，中气下陷须提，人参白术与黄芪，甘草干姜炙取。泽泻猪苓赤茯，升麻熟附乌梅，柴胡白芍与当归，引用姜枣休弃。

以此升提未止，只因肠滑难收。塞用通用更何忧，击其指归❶可救。参术炙姜炙草，乌梅粟壳相扶，升麻诃子芍归求，姜枣同煎温服。

法尽泄还不止。其间吉少凶多，假饶父母不奈何，要你医时休错。参术附陈姜枣，砂仁豆蔻粟诃，干蝉❷芦荟木香和，赤石醋丸服可。

泄泻时常作渴，白术散子如仙，人参白术木香兼，干葛藿香叶片。甘草茯苓七味，乌梅加上同煎，临时再用伏龙肝，此法千金不换。

五六月间泄泻，其中寒少热多，理中丸子救沉疴，玉露散子真可。不效四苓作引，同吞理中调和，自然泄止莫蹉跎，活得人多念我。

夏月人多泄泻，腹疼烦热相攻，猪苓泽泻茯苓同，甘草干姜炙用。白术黄连滑石，人参砂藿温中，升麻提气妙无穷，更把乌梅

---

❶ 指归：忠信堂本作"惟归"。

❷ 蝉：忠信堂本作"蟾"。

煎送。

腹内痛甚而泻，泻后痛减觉轻，此在食积症中寻，神曲大黄推渗。一痛一泄成障，泄火更见肠鸣，火症分明用四苓，加上芩通尤胜。

大端泄泻诸症，治法条贯分明，医人最要细详论，尤贵依方对症。调治只依前法，涩药切莫先行，若然胡乱败章程，反变痢脓重症。

泄泻不知症候，许久不止堪扰，精神美好渴无休，面赤唇红消瘦。脉理若见沉细，滑泄不乳烦愁，变痢赤白或惊搐，大孔如筒不救。（《片玉心书·卷之四·泄泻门》）

[诗后附案]

本县大尹朱云阁公子病泻，十日不止。众医或用理中、五苓、益元、白术散等，皆不效，泻渴益甚。公丞召余至。视其外候，启曰：渴太甚当先止渴。公曰：当先止泻。余曰：病本湿热，水谷不分，更饮水多，则湿伤脾胃，水积肠胃。所泻之水，乃所饮之水也，故当先止其渴，渴止泻亦止矣。公曰：当用何方？曰：白术散。尹曰：已服过多。余曰：用之不同也。尹曰：用之更有别法乎？余曰：本方在常与服之，此常字便是法也。盖白术散，乃治泻作渴之神方。此方用二法，人参、白术、茯苓、甘草、藿香、木香六味各一钱，葛根倍二钱者，泄泻久不止，胃中津液下陷也，故葛根倍用之，以升胃中之津液，此一法也。今人不知倍用之法，与六味等分同，故效少也。儿病渴者，汤水不离，今人不知常服之法，其以药常代汤饮之也。故所用之方虽是，所用之法不同，药剂少而汤水尤多，药少汤多，犹以一杯之水，救一车薪之火，水不胜火，如何有效？当作大剂煎汤以代汤水饮之。渴只饮本汤，一切汤水禁之勿与，则胃气上升，津液自生，渴泻止矣。尹闻之而是之，果一剂治矣。不问泄泻痢疾，并宜服此，多多益善。不唯泄泻可止，亦不至脾虚生风

也，真神妙方也，谨详述之。（《幼科发挥·卷之下·泄泻》）

万宾兰，石泉之长子也，以癸未年九月生，次年六月病泻，与吾先子菊轩翁求药治之，随止随发。石泉年三十一始生子，爱子甚笃，来请先子，年七十七岁，不能往，命全往治之。至其门，石泉闻泻甚，仆于地，起书牛，牛字放木凳上云：以牛谢之，就以牛字卜其病。予曰：牛下一横凳，乃生字也。吾到，令郎之病即愈矣。予取陈氏肉豆蔻丸合胃苓丸，车前草汤煎下，只一服而泻止。石泉曰：尝服令尊药，用一粒丹合胃苓丸服之，止而又发，再欲进一服。予曰：小儿肠胃娇弱，不得已而用药，中病即止，不可过也。其泻果止。三日后，身发红斑，状如绵纹，石泉《伤寒活人书》了在心，曰泻后发斑，此与阳明证下之太早，热气乘虚入胃之病同也，宜服化斑汤。只石膏性寒，泻后脾虚，不可用也。予曰：有是病，则投是药，何谓不可，请用之。未尽剂而斑没身凉。（《广嗣纪要·卷之十六·幼科医案·泄泻》）

胡汴一子，夏月病泻，医用理中以理中气，五苓以利小便，豆蔻丸以止泻，皆不效，请予治之。吾见发热昏睡，肠鸣而利，水谷不化，曰：此伤风泄泻也。经曰：春伤于风，夏生飧泄。飧泄者，谓水谷不化也。初病时，宜用黄芩芍药汤加羌活、防风发散之。今病久，中气弱矣，用建中汤加白术、茯苓服之，三剂而安。（《广嗣纪要·卷之十六·幼科医案·泄泻》）

胡远泉，东郊之长子也，其子年一岁，六月病泻，东郊远出，先请甘大用治之，不效，其母李夫人极贤，遣人请予。予视之，泻下频，并黄白而后重，发热而渴，时天甚暑，皮肤干燥而无汗，发稀成穗。予谓李夫人曰：令郎热泻成痞矣。泻下频并后重者，里热也；粪黄者，脾热之色也；白者，乳汁不化，邪热不杀谷也；口渴，皮肤干燥，发结成穗者，津液枯也。乃用四物汤合黄连香薷饮，乳母服之，以解其暑毒。初用四君子汤，调六一散，与儿服之，以解其里热；次用四君子汤合黄芩芍药汤，以止其泻；三用白术散，以止其渴；四用白术散加升麻，以举其下陷之气；五用白术散加乌梅肉，以收其滑泻之气，皆不效。李夫人托人问之，予曰：五法不中病，术将穷矣。只有一法，此儿有福，必无虑矣。乃以黄连、木香、诃子、肉豆蔻、干蟾、使君子肉、砂仁等分为末、粟米糊丸，陈仓米炒热，煎汤下，调理三日，满头出热疮及小疖，身有微汗，渴泻俱止。李夫人谢曰：吾儿得活，先生再造之恩也。（《广嗣纪要·卷之十六·幼科医案·泄泻》）

胡三溪一子多疾，托我调理。年三岁病泻，时予在英山教书，三溪尝学医于我，甘大用吾之所教者，二人同议治之，不效。其兄胡元溪谓之三溪曰：今有璞玉于此，虽万镒，必使玉人雕琢之。汝一子，不请密斋治之可乎？三溪始遣人请予。予受其托，义不容辞，星夜来其家，视其子疾，乃伤食泻也。予谓三溪、甘子曰：药贵对病，病贵识证，证之未辨，宜药之不效也。三溪曰：曩与甘子同治泻者，皆公之教也，未敢异也，然或证有异乎？予曰：吾尝立教，泻有三证：有热泻，粪色黄而渴；有冷泻，粪色青而不渴；有食积泻，粪酸臭而腹痛，或渴或不渴。此子之疾，所下酸臭，乃积泻也。用丁香脾积丸一服而愈。

三溪曰：巴豆下积而止泻，何也？本草云：巴豆未泻者能令人泻，已泻者能令人止。积去泻止，自然之理也。（《广嗣纪要·卷之十六·幼科医案·泄泻》）

胡三溪子，病泻不止，三溪自与甘大用同医，皆吾所传也，不效。其兄元溪云：今有璞玉于此，虽万镒必使玉人雕琢之。今子病，何不请密斋，尔与甘子能治之乎？时吾在英山，此子原结拜我，吾闻之即归。问其所用之方，皆不对证。观其外候，面色黄，所下酸臭，此积泻，宜下之，积去泻斯止矣。乃取丁香脾积丸，一服而安。

其父问云：吾闻湿多成五泻，未闻所谓积泻也。予曰：《难经》有云，所谓大瘕泄者是也。湿成五泻者，有内因者，有外因者，有不内外因者。如因于风者，水谷不分，谓之飧泄；因于热者，水谷暴泄，谓之洞泻；因于寒者，水谷不化，谓之溏泻；因于湿者，水谷稠黏，谓之濡泻；此四泻者，外因之病，湿自外生者也。因于积者，脓血交杂，肠鸣腹痛，所下腥臭，谓之瘕泄。瘕者，宿食积泻之名，乃食癥也。此内因之病，湿自内生者也。有不内外因者，乃误下之病，有挟热挟寒之分，所谓肠垢鹜溏者是也。

又问：脾积丸乃取下之剂，何以能止泻也？曰：胃者水谷之海，肠者水谷流行之道路也。泄泻者，肠胃之病矣。肠胃无邪则水谷变化，便溺流行，是为无病儿矣。今有宿食不化，陈腐之物，菀积于肠胃之中，变为泄痢，如源泉之水停积于中，流出于外，苟不溯其源而出之，则泄痢终不止也。故以脾积丸去其陈腐，此拔本塞源之法。按《本草》云：巴豆未泄能令人泄，已泄能令人止。脾积丸之治积泄，祖训当遵守也。予教诸子治泄泻，始终三法。

初用理中丸一服；不止，次用五苓散一二服分利；不止，三用白术散服之良；又不止，用参苓白术散调理，未有不效。再不止，用参苓白术散二分，豆蔻一分。（《幼科发挥·卷之下·泄泻》）

湖广右布政使孙公淮海，隆庆元年五月有女病泻，诸医治之不效。身热口渴，日渐羸瘦，医作疳泻主治，病益甚。公只一女，忧惧不安，有吏王滨江，黄冈人，知医，因予曾治许成仁子咳血之病有效，乃荐全于公。公亟差人召全，时七月十三日也，全奉命而往。小姐年五岁，公命抱出视之。全告曰：泻久气虚，津液不足，故发热而渴也。渴饮汤水，多则脾受湿，而泄泻不止，肾益燥，而渴转甚，泻则伤阴，阴虚则发热也。法当专补脾胃，使津液生，而先止其渴，渴止则泻亦止，而热自除矣。不出旬日，小姐大安。公喜，留居公廨书馆中，令其早晚调理之便。全用白术散作大剂煎汤，戒勿饮水，以汤代之，未半日而进两剂。予揣其肺为津液之主，肺金在燥，不能生水，故渴不止，乃加法制天花粉与葛根同等分，只一服，其夜渴减，泻亦少。十五日，仍用前方，加天花粉。十六日，渴泻俱止。公问：何不用胡黄连、银柴胡以退其热？全告曰：胡黄连、银柴胡苦寒之性，恐伤胃气，不敢用也。只服白术散，其热自除。二十日，身凉而热除矣。

公大喜，问全曾读书否，全以实告。公因此加敬，赐之坐，问其病后调理之法，全进参苓白术散方，做丸服之。公尝命全侍饮，厄谈经书子史，律历之学。公文学之名，朝野知之，尤好佛经，见全旁通三教，忘其形迹。全告归，公曰：我先以《礼记》中乡试，后以《书经》中会试，颇有文名。今秋场屋中代巡，取我作两经总裁，我入场，欲留汝在此调理八月，以宽吾爱子之心。全告曰：敢不奉命？

公于八月初七日入场屋中，命其义男孙还朝夕相伴。还极聪明，先随公在四川作廉使时，公命学医，尤精于针。十三日，夫人娇爱小姐太过，误与菱啖之。小姐脾胃尚弱，生冷易伤，病喘，面目浮肿，夫人大惊，使还请全，以药治之，幸勿使老参知也。全使还复命曰：夫人勿忧，有全在此。还问：当用何方？全曰：宜钱氏异功散为主治，加藿香叶以去脾经之湿，紫苏以去肺经之风，则安矣。还如方，只一服而肿去喘止，还记其方。二十九揭晓后，公出场，见其方，喜谓全曰：此可作一医案。留住至九月初十日，赐全以冠带归。（《广嗣纪要·卷之十六·幼科医案·泄泻》）

嘉靖癸巳年六月，邑中有屠家徐姓者，子周岁半，病泻，请甘医之不效，大热大渴，烦躁不安，甘强予往视之。予问曰：向服何药？甘曰：玉露散，初服泻已止，因热未除，再与服之，又泻，至今五日，病益甚。予教可用理中汤加熟附子治之。如服药后，越加烦躁，再进一剂及效。若不烦躁，不可治也。予归半月后，甘携三牲酒来吾家，供献药王毕，命其妹设酒，请吾上坐，举酒跪而劝。吾曰何故？甘拜曰：祀药王，乃问前年祖保（正乳名也）病泻，用理中丸不效，师教以玉露散止之；今徐家子病泻，用玉露散不效，师教以理中汤加附子止之，何也？予曰：理中丸之止泻，补中气之药也。玉露散止泻，解暑毒之药也。前年祖保病，汝用理中汤是也，中病即止，不可再服。因汝用之太过，犯时禁也，经云用热远热，故以玉露散解之。今徐家儿病，汝用玉露散亦是也，中病即止，不可再服。因汝用之太过，犯脏禁也，脾喜温而恶寒，故用理中汤加附子救之。甘曰：如此理中汤、玉露散，皆不可用也？予曰：理中、玉露正治暑泻之药，当观其证何如。若泻而渴者，里有热也，先用玉露散煎服，以解其热，渴止即用理中丸补其中。泻而不渴者，里有寒也，先用理中丸以温其中，即用玉露散、五苓散煎汤调服，以解其热，利小便也。甘曰：师谓服理中汤后，加烦躁者可治，不烦躁者不可治，何也？曰：夏至后一阴生，坤乃六月之卦。《易》曰：坤为腹，阴在内而阳在外。坤属土，土爱暖而不爱寒。玉露散虽治暑泻之药，其性寒，服之太过，脾土受伤，阴盛于内，阳脱于外。前日徐家儿病，吾见其面赤目张，口开唇燥，大热大渴，此阳脱病也，故用理中汤加熟附子，以补其中气，扶阳而抑阴也。如服药之后，不加烦躁者，则脾为死阴，不可救也。必加烦躁，则阴胜阳，胃气犹存，争药不敌病，故再进一服，则阳胜阴退而安。（《广嗣纪要·卷之十六·幼科医案·泄泻》）

壬子经魁万宾兰，石泉翁之伯子也。翁得子晚，始生宾兰，爱如珠玉。周岁得水泻，一日夜十余行。翁善医，自作理中汤加诃子肉、豆蔻与之，不效。乃急请至，叙其用药不效。予曰：《正理论》云：理中者，理中气也。治泻不利小便，非其治也。遂用五苓散去桂加甘草，一服泻止。三日后遍身发赤斑，石泉惧。予曰：无妨。《伤寒活人书》云：伤寒病下之太早，热气乘虚入胃发斑。今夏月热盛之时，泻久里虚，热气乘虚而入，且多服理中辛甘之剂，热留胃中。今发赤斑，热自里而出于胃表也，宜作化斑汤必易愈。翁曰：石膏性寒，非泻所宜。曰：有是病则投是药，在夏月白虎犹宜用也。一服而斑没热退。（《幼科发挥·卷之下·泄泻》）

汪望峰长子城南生一子，寄姊夫南河胡家养。南河尝语人曰：万老先生好小儿科，今子全作聪明，儿有病可请张祖兄医之，乃先生亲传。予亦与人会，药不执方，合宜而用，吾之活人多矣。试举其一二验者实之。

城南一子病泻，十余日不止，一向是张用药，以胃苓丸、一粒丹服之，皆无效。请予治之，望峰知其故，恐予不肯用心，取白金二两作利市。予叹曰：不在利市，只在信我也。我之治病，敢作聪明？皆仙人之旧方，顾用之不同耳。盖治大病以重剂，治小病以轻剂，彼胃苓丸、一粒丹，岂治此重病哉？乃取豆蔻丸五十，胃苓丸五十，陈仓米煎汤下。语南河云：只此一剂而止，不再下也。南河初不听，泻止大悟，曰：良工不示人以朴信乎？（《幼科发挥·卷之下·泄泻》）

吾子邦正，辛卯年闰六月生，壬辰年六月病泻，时予遭蹶，出外教书，妾兄甘大用学小儿科于我，以药治之不效，加以大热渴，亟报予归。问其所用何药，甘曰：理中丸。吾知其犯时禁也，乃制玉露散，澄水调服而愈。（《广嗣纪要·卷之十六·幼科医案·泄泻》）

庠生胡凤原，精于医，有子病泻，以理中汤治之，不效，复与吾儿万邦正求药，正以理中丸服之，亦不效，复问予。予曰：长沙著《伤寒正理论》云：伤寒下利，宜理中汤，不止，理中者理中气也，治泻不利小便，非其治也，五苓散主之。令郎之泻不止，何不服五苓散？凤原如其言而果效。（《广嗣纪要·卷之十六·幼科医案·泄泻》）

一儿病泻，大渴不止，医以五苓散、玉露散皆不效，病益困，腮姸唇红。予见之曰：不可治也。泄泻大渴者，水去谷少，津液不足故也。法当用白术散补其津液可也，乃服五苓散、玉露散渗利之剂，重亡津液，脾胃转虚。《诀》云：大渴不止，止而又渴者死；泄泻不止，精神耗者死。父母不信，三日后发搐而死。（《幼科发挥·卷之下·泄泻》）

一儿有病，一日夜三五行，或泻或止，连年不愈，此脾泻也，胃苓丸加人参主之。（《幼科发挥·卷之下·泄泻》）

一富室小儿，先病泻，医以药服之，乃作喘，归咎于医，请予治之。予曰：非医之误，乃冷伤脾作泻，脾传肺作喘。脾为母，肺为子，传其所生也。用陈氏芎蝎散，一服喘止而安。后用此方，治泻后喘者良验。（《广嗣纪要·卷之十六·幼科医案·咳嗽哮喘》）

邑市中一小儿，未周岁，七月病泻，诸医不效，请予视之。曰：面娇唇鲜，不可治也。钱氏云：泻不定，精神好者，死。其家不信，

请巫禳之，数日死。（《广嗣纪要·卷之十六·幼科医案·泄泻》）

有儿脾胃素弱，一日病泻，以理中丸服之，泻未止，口内生疮，谓儿前药性热助火，复以冷药投之，身微热，睡则扬睛。予见之曰：此儿发慢惊风，令郎脾胃本虚，泻则益虚，口中生疮者，脾虚热也，误服冷药，则中气益损，昏睡不乳，虚损之极也，当急作调元汤倍加人参服之，调理半月而愈。（《幼科发挥·卷之上·五脏主病》）

又本县一屠家徐姓者，有儿十二岁，六月病泻。请大用（指其门人甘大用，编者注），用因前失（指其治甘妾初生男未周岁，六月病泻，误用理中丸不效，反加大热大渴。编者注），以玉露散服之，不知中病即止，恐犯胃气之戒，又失之。此儿初服药后，泻渴俱止，再服之泻亦甚，又服之，大热大渴，面赤如火，张口喘呼。用见事急，自邀我同看。予问：所服者何药也？云：前所制玉露散也。又问：服几次？其父母应云：初服一次效，后连服三日，越服越不好，望相公就之。予教用理中汤，加熟附子一片服之。又教云：服药后若安静即止药，若烦躁再与一剂。用受教往治，果加烦躁，连进二服而安。用获厚谢，特至吾家拜曰：以报日前之教。

因问予：二子病证相同，治法各别，何也？予曰夏至后泻者，七分热三分寒。此治泻者，当七分寒药，三分热药。前证因汝多服理中汤，犯用热远热之戒，故用玉露散以解火令之热；后证因汝过服玉露散，伤其中气。故用理中汤加附子以救里也。用曰：何以安静者不治，烦躁者反可治也？曰：夏至后，姤卦用事，伏阴在内。六月建未，其位在坤，坤为腹而属土，土爱暖而恶寒。玉露性寒，伤其脾土，阴盛于内，阳脱于外，故用理中附子之辛热，所以收敛欲脱之阳，胜其方长之阴。服药安静者，脾气败绝，投药不知，故不可治，故不可治；如烦躁者，寒热相搏，脾有生意，故再投药，使胜其寒也。用曰：如此神妙，予初何以知之，下次治此热泻，当如之何？予曰：看其病证何如。泻多热渴少者，急以温中为主，先进理中汤，后以玉露散微解之，不渴者不可用也。先大热大渴泻少者，此里热甚也，急解其暑毒，以玉露散解之，热渴略止后，用理中汤补其中气，泻止不可再服也。如渴不止，只用白术散治之，理中、玉露，皆不可服也。切记吾言，再勿误也。白术散治泻渴不止要药也，如服白术散，渴泻不止者，此水壅以犯肾，肾得水而反燥，故转渴泻，宜白术散去干葛加炒干姜等分服之，辛以润燥致津液。用（指其门人甘大用，编者注）自此后，医术渐通，家道颇昌。（《幼科发挥·卷之下·因五邪之气所生病》）

又乡中一小儿，方二岁，常利下绿水，形瘦如鬼状，医作疳病治之，不效。其父来问，予审其病状，曰：此非疳病，乃胎气所害，名曰魃病者是也。凡人家养子者，勿与怀娠妇人抱之。如胎禀强者，则无此病，胎禀弱者，胎气犯之，即成魃病，如客忤之类。若治此病，只补其脾胃，待彼儿生，自然安矣，宜肥儿丸主之。（《广嗣纪要·卷之十六·幼科医案·疳病》）

予甘妾初生男未周岁，六月病泻。妾兄甘大用，吾所传者，治之不效，反加大热大渴。予归问，曰所服者理中丸。吾盖料其不知用热远热之戒，犯时禁也。乃制玉露散以解时令之热，冷水调服，一剂而安。玉露散自此收入小儿方也。（《幼科发挥·卷之下·因五邪之气所生病》）

知县朱云阁只一子，年七岁，嘉靖戊午六月病泻且渴，请医治之，至七月中旬犹渴泻不止。予被人牵告在省，归，共巫差人召之，全奉命而往。公抱其子出，与全视之。全曰：公子大渴不止。公曰：病泻，非病渴也。全曰：泻伤脾胃，津液不足，故渴也。渴饮汤水，浸渍肠胃，故泻不止。勿治其泻，当治其渴，渴止泻自止矣。公问宜用何方？全对曰：白术散。公曰：前医所用，皆是方也，不效奈何？全曰：用法不同。公问有加减不同乎？全曰：无之。按本方云：常与服之。常字有义。白术散乃治泻渴之圣药也，安得不效？但医之药剂小，病者饮水多，药不胜水，故不效也。谓之常者，以药代汤，常与饮之，勿杂以水之谓也。乃作大剂，煎而饮之，未尽剂而渴泻俱止。公由此知全，赐以儒医之扁。（《广嗣纪要·卷之十六·幼科医案·泄泻》）

调理脾胃

万物五行皆藉土，人身脾胃是根基，

四时调理和为贵，胃气常存怕损亏。（《育婴家秘·卷之三·调理脾胃》）

腹　痛

西江月

凡遇小儿腹痛，必须察认原由，面黄腹痛食中求，脸白肝虫❶作楚。指冷面青寒痛，三种啼哭无休。或温或下药先投，不可临时差谬。

积痛先行脾积，养脾以次调和，虫家别用取虫科，集圣勤勤服可。寒痛理中最妙，茱萸汤引宜多，无时腹病又如何，集圣妙如利药。

积痛有时发作，面黄腹胀难痊，丁香脾积下当先，后用养脾调缓。苍白青陈曲麦，茴香莪术三棱，砂仁灵脂木香兼，枳实黄连川楝。（《片玉心书·卷之五·心腹痛门》）

小儿腹痛哭声连，大者能言何处疼，

冷热积虫分四症，盘肠内吊察根源。（《育婴家秘·卷之四·腹痛》）

---

❶　肝虫：忠信堂本作"疳虫"。

[诗后附案]

汪玉虹生子三日，啼哭不止，亟请予去。谓玉虹曰：必断脐失谨，风冷之气入于脐中，腹痛而哭也。玉虹曰：我亦如此想。乃取蕲艾炒热，捣如绵，再烘令热，以封其脐，冷则易之，凡三易而哭止。（《广嗣纪要·卷之十六·幼科医案·啼哭》）

一儿因伤食腹痛胀，医用药下之愈。又伤食腹胀，医再下之。予闻之曰：何料神也？曰：有食饱伤食而胀，法宜消导之，不可攻下也。有脾虚不能消食，食饱则胀者，此宜补脾，以助其传化之可也，岂可下乎？此儿初胀，食饱伤脾也，不行消导，乃下之，误矣。后又腹胀，则脾虚之病也。再三下之，不大误乎？屡下屡胀，故令腹大如纹，脐突背平而死。虽医之误，不听吾言，父母之过也。（《幼科发挥·卷之下·胀病》）

一小儿生后三日，啼哭不乳，予视其证，非脐风，乃脐腹痛也。取蕲艾杵烂，火上烘热，掩其脐上，以帛勒之，须臾吮乳而不啼矣。（《幼科发挥·卷之上·脐风》）

又小儿一肠痛，予用《诸证辨疑》内一方，五苓散加川楝子、小茴香，入盐一捻煎，神效。（《幼科发挥·卷之上·五脏主病》）

腹　胀

西 江 月

腹胀名为恶症，寒热虚实分明，忽然饱闷势狰狞，伤食热家体认。吐泄胀而寒取，大便秘而实因，四肢浮肿湿家寻，痞疟久成虚病。

伤食胀而急下，下后还用保和，若是寒胀理中可，塌气神方不错。秘结三黄葶苈，木香顺气宜多，胃苓又是湿家科，痞疟月蟾堪妥。

实证闷乱喘满，治宜白饼灵丹，其症气喘作虚看，温药补养方验。二术参苓厚朴，陈皮木香当参，更加木通利小便，此药虚证可咽。

凡治小儿虚胀，先服塌气神方，不愈食积腹中藏，粪结小便黄样。但觉时间微喘，饮水能食如常，脉浮而实下为良，下后再宜补养。

大抵腹胀急症，背平脐突多凶，二便秘结下难通，反吐水浆堪痛。气喘胀家常病，只愁目闭疲癃，面浮脚细黑筋丛，集圣丸子妙用。

小儿腹胀多因食，山楂曲麦术青陈，甘草砂仁同入内，寒加茱藿热加芩。

小儿患腹胀，紫萝葛陈甘，食少加白术，煎服自然安。（《片玉心书·卷之五·胀满门》）

腹中胀满受虚寒，秘结须从实热看；

热多寒少休妄议，虚虚实实夭人年。（《育婴家秘·卷之四·腹胀》）

[诗后附案]

汪元津幼子病腹胀，按之甚坚，食渐少。元津之婿胡正衢与吾之婿李中庵，两亲家也，因此私亲，请予治之。予曰：此伤食病也。以胃苓丸调理而愈。（《广嗣纪要·卷之十六·幼科医案·胀病》）

一儿疟后腹胀，用加减塌气丸，服之愈。（《幼科发挥·卷之下·疟》）

一小儿泻后腹胀，予用加减塌气丸，服之愈。（《幼科发挥·卷之下·胀病》）

痢 疾

西 江 月

痢疾古名滞下，食积湿热相参，肠鸣腹痛不能安，里急后重无遍。赤乃小肠火盛，白自大肠邪传，愚医以白作寒看，辛热乱行丸散。

治痢无过二法，河间秘诀流传，行气积血术中仙，管取十全无变。气行后重自止，血和下痢自安，寒凉淡渗禁辛甘，不怕年深日远。

记得痢症药品，解毒栀子芩连，大黄芒硝可推陈，木香陈皮痛定。槟榔枳壳后重，升麻柴胡提升，固肠粟壳诃梅灵，泽泻猪苓水顺。

凡痢先行通药，黄连枳壳槟榔，多加酒蒸过大黄，或用三黄推荡。若是虚人忌此，且从消导推详。保和丸子是仙方，只要认病停当。

下后痛除里急，再将赤白消详，赤痢无过剪红方，白痢固肠稳当。赤白相兼不愈，香连丸子高强，术精乡郡把名扬，夺取锦缠头上。

若遇时行痢疾，排门一样无差，头疼身痛慢吁磋，疫疠气行须怕。先用人参败毒，次将承气推详，然后察脉看减加，虚实分明调他。

痢久前法不止，气陷肠滑无停，急将凉药与提升，固涩兼行甚稳。参术升麻归芍，乌梅粟壳连芩，干姜诃子赤茯苓，粳米陈皮作引。

痢疾不治数症，脉若洪大须防，禁口不食吐水浆，大热烦渴腹胀。大孔不收魄户，粪如尘黑瓜瓤，面红唇赤陷眉眶，气急闷乱死样。

小儿肛头脱出，此由泄痢深沉，气虚下陷不能升，冷热不和相并。里急后重难便，用力太过伤神，以致肛出冷寒乘，不得收返而进。

要识脱肛症治，养血和气为宜，川芎白芷与当归，白芍人参赤石。槐子山药莲肉，龙骨五倍相随，细研五倍作丸子，仍用米汤吞吃。

内服汤丸取效，外用诸药扶持，梁上倒挂壁尘灰，鳖头烧灰研细。鼠粪共末艾捻，入桶用火燃之。人坐其上令熏宜，顷刻肛头收入。

前法若还不效，田螺取捣为泥，朴硝大黄共和之，捶膏敷上即愈。不效再用搽药，熊胆冰片堪题，鹅胆调搽病即除，此法医人牢记。

导气芩连共木香，大黄归芍壳槟榔。痢下脓血时无度，管取一服即安康。（《片玉心书·卷之四·痢疾门》）

痢疾赤白皆是热，眉头常皱腹中疼，
身热脉大难得退，脉小身凉容易安。
痢症多因积，先下木香丸，
保和消滞积，止痢用香连。
痢疾若不食，噤口痢必残，
急用香连散，能食保平安。（《片玉心书·卷之二·痢症》）

赤白无分寒热议，多因食积宜通利，
育婴家宝只三分，传自河间真秘密。（《育婴家秘·卷之三·痢疾证治》）

泻痢从来更变多，久而休息转沉疴，

脱肛不禁堪惆怅，膝肿其如鹤膝何。（《育婴家秘·卷之三·痢疾证治》）

[诗后医案]

本县张大尹，有公子半岁，病赤白痢甚苦，用黄连一钱，木香五分，石莲肉五分，陈皮七分，干姜（炒）二分，为末，神曲丸，黍米大，陈米饮下。（《幼科发挥·卷之下·痢疾》）

本县祝道士长子，七岁，病痢，半年不愈，求予治之。予与一方，用人参、白术、茯苓、甘草、陈皮、山药、黄芪、桔梗、木香、黄连、诃子肉、豆蔻、车前子、干姜（炒）、泽泻、神曲、当归、麦芽、白芍，为末，水面丸，米饮下。一月而安。名和中丸。（《幼科发挥·卷之下·痢疾》）

汪四竹之子媳，周柳溪之女也，病疟且痢，下白脓，治更数医，半年不愈，请吾治之。用小柴胡汤合桂枝汤，加当归、陈皮，服二十余剂而疟愈。随以黄芩芍药汤加人参治其痢，不效。予曰：药不对病，待吾思之。悟曰：此病得之内伤，名为白蛊。乃用升阳胜湿汤，只一剂而安，众惊服曰：神哉！（《广嗣纪要·卷之十六·幼科医案·痢疾》）

汪望江年六十生一子，年三岁，病痢。先请甘医下之太过，脾胃受伤，中气下陷，泻痢频并。又请张鹏以豆蔻香连丸并粟壳等止之，痢甚，后重而少物也。请予治之。予曰：老年之子，胎禀已弱，痢宜下之，此通因通用之法，因人而施，不可过也。中气下陷，法当举之，陈莝未尽，劫涩之方，亦不可用也。乃以钱氏异功散，加木香、黄连、当归、白芍药、山药、莲肉、神曲作糊为丸，服之，十日后痢止。元气未复也，只用前药调之。谢予归后，遇往武当进香者杨大明、陈德荣来辞望江，望江先因子病，有托二人便带香疏之愿，二人问其病何故？望江曰：请万密斋治好也。二人曰：我有阿魏，治痢甚效。望江即求五分，作丸五粒，与子服之。予复至其家，望江以告。予曰：阿魏性热，有大毒，耗人元气，虚弱之人不可服也。望江曰：今早服一丸，饭后服一丸，服药后熟睡未醒。予曰：痢止矣，何必服药。此药太峻，神气被伤，恐非正睡也，试请呼之。望江命其母呼之不应，推之不知，急请予入房视之，白睛张露，气已绝矣，望江大恸。详记于此，以为轻妄用药之戒。（《广嗣纪要·卷之十六·幼科医案·痢疾》）

一儿无病，时值盛夏，医以天水散与之，谓其能解暑毒也。服后暴泻，医悔，用作理中汤，连进三剂，泻变痢疾，日夜无度，脓血相杂，儿益困顿，皮燥无汗，发聚成穗。请予治之。予曰：挟热而痢者，其肠必垢，泻久不止，则成痔泻。此儿初泻，本时行之病，非于天水散也。医当用天水散调五苓散服之可也。反以理中汤热剂投之，遂成挟热肠垢之病。皮燥发穗者，表有热甚也；下痢窘迫者，里有热甚也。表里俱热，津液亦衰，事急矣。因制一方，用黄连、干蟾（炙）各一钱，木香、青皮、白茯苓、当归身、诃子肉各一钱五分。

共为末，粟米粉作糊为丸，每服三十丸，炒陈米汤下。十日后满头出小疖，身上发痱如粟，热平痢止而愈。噫！此子非吾无生矣。（《幼科发挥·卷之下》）

一儿五岁，病痢，医用药治之，痢转甚，其脾胃中气下陷也。予用参苓白术散调之，十日痢止，予辞归。有惑者谓其父曰：无积不成痢，富家之子多有肉积，吾有阿魏，尝用治痢有效。父惑而听之，乃以阿魏作丸，如小豆大，连服三丸，其子昏睡。适予又至，以服阿魏丸告之。予惊曰：阿魏虽去肉积，大损元气，令郎脾胃已弱，岂可服之！父曰：病安而喜睡未醒也。予谓乳母叫之，则目露睛，气已绝矣。（《幼科发挥·卷之上·五脏主病》）

一女，十岁患痢久不止，脉洪数。或曰：下痢脉宜小，今脉洪数恐难治。予曰：无妨。《玉函经》曰：欲识童男与童女，诀在寸关并尺里，自然紧数甚分明，都缘未散精华气。此童女脉宜如是，胃气当强，不久自愈。果数日痢渐止。（《幼科发挥·卷之下·痢疾》）

郧阳抚治都御史孙公淮海女病痢，时隆庆戊辰七月也，承差王嘉宾驰驿来召全，全奉命往，自罗田至郧五昼夜。公闻全至，亟召入，见之大喜，曰：吾女自五月病痢起，至今未安，荆州、襄阳、德安、郧阳共四府医官治之，今得汝来，吾无忧矣。全曰：先在湖广，仗台下小姐之福，幸而中病，安得邀天功以自夸耶？小姐万福，痢不足忧。乃以河间黄芩芍药汤加人参服之，五日而安。公谓全曰：那四个医官，吾问他：养其血而痢自止，调其气而后重自除，当用何方？彼皆不应。今见汝所用者，正此方也，果效。公于政暇时尝语全曰：小姐去年五月病泻，赖汝调理，今年五月病痢，又赖汝治效，吾想小姐两年之病，都自五月得之，非泻则痢。此何故也？全曰：脾虚故也。娇息太过，饮食伤脾。脾者，阴中之至阴也，属己土。夏至一阴生，离卦主夏纳己，一阴初生，阴土尚弱柔，加以饮食之伤，故有病常在五月为泻痢也。公曰：烦汝立一方调治，勿使他年再病，可也？全曰：诺。乃以参苓白术散方去扁豆、桔梗，加陈皮、青皮、木香、砂仁、使君子、神曲、粳米粉、荷叶，水煮糊为丸服之，自此大安，至今不复泻矣。（《广嗣纪要·卷之十六·幼科医案·痢疾》）

大小便病

肾窍便开前后阴，便溺有病属肝经，
血虚大便多硬结，气热常为小便淋。

治小便

膀胱不利号为癃，不约遗尿梦寐中，
如此两端分冷热，还来水火觅真踪。

治 大 便

大便鞕结须宜下，亦有诸般不可攻，

食少气虚脉濡弱，不如胆导❶有奇功。（《育婴家秘·卷之四·大小
便病》）

大小便不通

西 江 月

大便不通证候，有虚有实不同，虚为津液少流通，肠涩不能传
送。内服通幽汤剂，外法贴导疏通，若是热证腹中疼，屎燥三黄
可用。

若是伤食证候，腹中必作痛疼，面黄便秘实难禁，药用九转灵
应。大便若是下血，大肠积热之因，连槐壳柏榆榔荆，脱肛猬皮
加增。

粪后时常出血，地榆丸子高强，防风枳壳与生黄，地榆当归为
上。乌梅甘草诃子，黄连荆芥同行，伏龙槐花白术当，米醋为丸
吞放。

小便不通症治，阴闭阳闭须知，阴为风冷入乘虚，五苓木香加
入。又加灵砂为末，空心盐汤吞之，外用盐炒熨其脐，热气流通
罔滞。

---

❶ 胆导：指猪胆汁导法。

阳闭暴热所逼，其症唇赤面红，便如点滴血鲜流，五苓车前加用。或用剪❶红散子，重者八正木通，外用熨脐法即通，活幼之功可颂。

又有湿痰下坠，其儿体胖身肥，喉中有痰面微红，小便落地停注。其形浑如米泔，此症不可胡为，二陈汤内增苍术，木通升麻加入。

初出有微红色，良久澄白如泔，此由乳食损脾元，清浊不分症现。治用分清饮子，或用胃苓汤丸，补脾化滞法为先，脾实方除此患。

凡治小便不通，凉药不可多施，若用田螺贴其脐，逼寒入腹难出。宜用人参白术，茯苓甘草相随，再加车前与滑石，升麻苓通并入。

大小二便俱闭，此症果是凶危，先通大便最为宜，小便自然通利。药用九转灵应，车前煎水调之，此般治法实为奇，医者铭心牢记。

大小二便下血，心肺积热相攻，
三黄解毒有神功，黄连黄芩相共。
黄柏红花生地，大黄甘草木通，
当归只可用其身，白水煎汤相送。（《片玉心书·卷之五·大小便门》）

惊　风

小儿大病是惊风，急慢阴阳便不同，
采集前贤诸秘诀，指挥后学救孩童。

---

❶ 剪：视履堂本作"煎"，义胜。

肝惊眼赤面青，粪下青白，

心惊面皮红赤，夜啼至晚。

肺惊气喘，饮水喉中痰鸣，

肾惊梦中咬牙，睡中惊哭。

急慢二证贵先知，风在肝经食在脾，

惊恐伤心神志乱，观其发搐在何时。

他病传来发搐多，或因搐后发他疴，

能将脉证分虚实，从本从标治不讹。（《育婴家秘·卷之二·惊风总论》）

儿多异病状如痫，莫作真搐一例看，

家秘幼科皆有法，非人勿示泄心传。（《育婴家秘·卷之二·惊风诸证》）

急症惊风面赤青，目多直视不回睛，

手足搐搦牙关紧，只怕昏昏再不醒。

惊来掐人中，虎口拿总筋，

泄青吞导赤，调理治凉惊。

口眼若㖞斜，看他左右偏，

太阳颊下穴，一焠自然安。

面色黄白神气弱，昏睡眼闭口不合，

口鼻气冷手足冷，慢惊搐搦时时作。

慢惊不可医，调元急补脾，

渐醒能食吉，常昏不乳危。（《片玉心书·卷之二·惊风》）

西江月

小儿惊风证候，须分急慢根由，急因实热泄中求，慢是虚寒温补。急为风寒食积，慢是久病绸缪，如斯辨认不差谬，才显神功妙手。

急惊卒然大热，因而热则生风，痰涎哽塞角张弓，口眼歪斜沉重。先使嚏惊妙散，后用导赤疏通，合灸少商与中冲，泻青凉惊选用。

若遇风寒外感，先须发汗为宜，泻青丸子作汤医，加上蝎蚕二味。果是内伤饮食，又当解利相随，三黄五色任施为，积去热除惊止。

慢惊先由久病，精神渐减脾虚，厌厌沉困气长吁，口眼张开不乳。搐搦时时齐发，四肢逆冷何如，理中附子急驱除，不瘥艾灸左乳。

要认惊风死症，面如红粉涂搽，口张涎出紧关牙，目直气粗声哑。喉内响似拽锯，毛端汗如珠下，目瞪眼小不须夸，大叫闷乱尤怕。

搐掣乍作乍止，痰气无了无休，昏昏鼾睡唤难苏，乳食不知吞吐。屎尿遗时少觉，四肢僵直难收，啼声不出汗如油，纵有灵丹难救。

小儿惊风咳嗽，人人当作风哮，大黄白黑二牵牛，人参分两匀用。四味俱研为末，蜜水调和稀稠，灌将一字下咽喉，免得胡针乱灸。

两指伸缩名为搐，十指开合搦之形。掣则连身常跳起，颤而四体动摇铃。身仰向后为反症，手如挽弓引状成。怒目觑高是窜样，睛露不活是斯真。（《片玉心书·卷之四·惊风门》）

[诗后附案]

旧县张月山长子，病急惊风，十七日不醒，待请予到，舌色黑矣。予尝见父念《玉函经》：伤寒舌黑洗不红，药洗分明见吉凶。全

---

❶　原文后注：即期门穴也，小儿乳下一指。

问曰：用何药洗之？父曰：薄荷汤。乃依法急取薄荷汤洗之，舌变红色。予曰：可治也。用泻青丸二钱，煎汤服之，一饮而尽，口燥渴已止也。其夜搐止热退而安。此子不遇予几死也。（《幼科发挥·卷之上·五脏主病》）

罗田县富室胡淑一子病惊风，先请甘医治之，甘乃吾妾之兄，授以幼科，其术颇明，用泻青丸不效，复请予至。吾恐其丸剂太缓，作汤加全蝎服之，不效。予思药之不效，不对病也，于是亲视其发惊之状，其子昏睡，醒则大笑一声，复作猫声而后搐也。予曰：怪得泻青丸不效，此非肝病，乃心病也。用导赤散一剂而搐止。淑卿大喜，详问其故。予曰：心属火，笑者火之声也。火生在寅，属虎，猫声者虎之声也。心为君主，不可轻犯，小肠为之府，导赤散以泻小肠之火，则心火自平矣。（《广嗣纪要·卷之十六·幼科医案·惊风》）

罗田县学教谕曾加一子病惊风，先请万石泉治之。庠生也，善医。时予在痒，因往问之，曾留予同医。石泉主小续命汤，予曰：不可用也。肝主风，心主火，风火相煽，乃发搐也。续命汤多辛燥之药，恐反助火邪，而病益甚也，不如通圣散效。石泉心服，未尽剂而安。（《广嗣纪要·卷之十六·幼科医案·惊风》）

罗田知县朱云阁一女，未周岁，病惊风，召全治之。乃用泻青丸，治惊风之秘方也，何故不效而搐转甚？岂喉中有痰，药末颇粗，顽痰裹药，黏滞不行之故欤？改用煎过作汤，以薄绵纸滤去滓，一服而效。朱公大喜，赐以儒医之匾。（《广嗣纪要·卷之十六·幼科医案·惊风》）

蕲水县金谷山周小应子，半岁，病惊风，迎予往治之。视其昏睡不乳，发搐不休，予曰：搐而不止，止而复发，此不治证也。其家又请张医，张用掐法，掐则目张口动，乃护痛也；捏其乳汁于口中，则吞之有声。旁人窃笑予之不能，而称张之术。予请再视其儿，目斜视，张曰看娘；口张而张曰要奶。予曰：非也。目斜视者，睛不转睛也；口张而动者，脾绝也；掐而痛不哭者，啼不出声也；吞乳有声者，乳汁如水，下流泪泪，非自吞也。去生远矣，何术之足

称耶？半夜儿死，张亦逃去。（《广嗣纪要·卷之十六·幼科医案·惊风》）

蕲水县庠生徐淑道一子病惊风，先请张医治之，不效，遣人请余。时病七月矣，发搐无时，痰鸣气急，其势危困。予按治惊之法，先降其痰，次止其搐，后补其虚，一言以蔽之，惟治其火而已。乃用河间凉膈散，改朴硝为马牙硝，煎成汤，入青礞石末，调服之，痰下喘止。随用泻青丸、导赤散，二方相合，作汤服之，而搐止。余热未除，张主小柴胡汤、竹叶汤、凉惊丸，予不许，乃用四君子汤加炒黑干姜，一服而身凉。祖母萧氏怪而问淑道曰：莫非用芩、连、栀子，令儿身冷耶？淑道应其母曰：所服者参、术、干姜，非芩、连也。萧命其子问予治病之法，后来有病，莫为医所误也。予答曰：大凡小儿肝常有余，脾常不足。肝主风，搐搦气逆，皆属于肝。经云：太过则乘其所胜，而侮所不胜。故肝木旺则乘其脾土，侮其肺金，所以用参、苓补肺，甘、术补脾也。肝胆之火，名龙雷之火，水不能制，寒不能胜，必辛甘之药，从其性而伏之，故用炒干姜之辛热，合人参、甘草之甘温，以泻其火而身凉也。张医闻而惊服，乃命其子从予讲幼科，予尽以其术教之。（《广嗣纪要·卷之十六·幼科医案·惊风》）

县学庠生汪元津一子，年五岁，伤食成疟，疟后发搐，乃脾虚病也，请予治之。予谓元津曰：凡治惊风，必用泻青丸、导赤散，虽良工不能废其绳墨也。今在令郎，必不可用，非予不能理此疾也，愿得女衣一套，与公治之。元津曰：但得小儿安，何止女衣哉。予用调元汤（出自《育婴家秘·卷之一》：黄芪二钱、人参一钱、炙甘草五分。锉细末，水煎，食远服。此平肝木，益脾土，泻邪火，补元气之要药也。编者注）、琥珀抱龙丸（琥珀、天竺黄、檀香、人参、茯苓各一两半，甘草三两，枳实、枳壳各一两，朱砂五两，胆南星一两，山药一两，金箔一百片为衣。上各制取末，和匀，用腊雪溶水，如无雪，取新汲或长流水，杵为丸，如芡实大，大约重半钱，阴干。每服一丸，煎薄荷汤下。此方内有补益之药，人皆喜而用之。但有枳壳、枳实能散滞气，无滞气者，损胸中至高之气，如慢惊风及元气弱者，减此二味，用当归、川芎各二两代之。主治小儿诸惊风，四时感冒，寒温风暑，瘟疫邪热，烦躁不宁，痰嗽气急，及疮疹欲出发搐，并宜服之。此予家传常用之方。编者注），服之而搐止。但目不能开，昏昏喜睡，父母忧之。予思脾虚极矣，脾主困，故喜睡，目之上下胞属脾，脾虚故不能开也。仍以调元汤服之，以补其虚，琥珀抱龙丸以安其神。脾喜乐，命平日所与作伴，同嬉戏者，环列床前，取鼓钹之器击之，或歌或舞以引之，病儿之目，乍开乍闭，以渐而醒，不喜睡矣。后用肥儿丸（人参、白术各二钱，陈皮、茯苓各一钱半，甘草、木香、砂仁、青皮、神曲、麦芽、使君子各一钱，山药、莲肉各二钱，桔梗一钱。共为细末，荷叶浸水，煮粳米粉为丸，米饮下。此参苓白术散加减以治疳病将成之圣药也。主治小儿脾胃素弱，食少而瘦，或素强健，偶因伤食成积而瘦，或因大病之后而瘦者，宜服之。编者注）调之，儿病既安，竟负前言。（《广嗣纪要·卷之十六·幼科医案·惊风》）

英山县大尹吴清溪子病惊风，诸医作风治之不效，急差人请予。予往见尹曰：非风也，乃因惊得之。风从肝治，惊从心治，不识病源，如何有效。乃取至圣保命丹治之，搐止矣。次日邑中僚属士夫皆来问之，尹曰：名不虚传，果良医也。彼一见自有主意，不似他人费力。留住数日，厚待而归。（《幼科发挥·卷之上·五脏主病》）

英山县闻宅一子，年六岁，病惊风，请予往治。至则闷死，衣棺具备。予视其形色未变，手足尚温，谓其父母曰：勿哭，吾能活之。与之针涌泉二穴，良久而苏。父母喜而称谢予。予曰：此儿之病，得之伤食，宿食成痰，痰壅作搐，今病虽愈，宿痰未去，恐他日复再作也，当制丸药以除其根，不然神气渐昏，必成痫也。其家不听，谓吾索利，至次年八月，果成痰迷之病，大小便不知，解去其衣，水火不知避，复求予治之。予思其重医之情，因制一方，以黄连、山栀仁泻其浮散之火，牛胆南星、白附子（炮）以去其壅积之痰，茯神、远志、石菖蒲、朱砂以安其神，麝香以利其心窍，用猯猪心中血和神曲糊为丸，如黍米大，灯心煎汤送下，调理半年，不复发矣。

又与之灸风池、三里六穴而安。(《广嗣纪要·卷之十六·幼科医案·惊风》)

英山县知县吴前洲公子病惊风,差人请全往治之。至则众医聚议,用药无功,吴甚忧惧,而有千金之托。全告曰:公子病可治,勿忧也。乃用导赤散作汤,吞泻青丸,一服而搐止,复进琥珀抱龙丸,调理三日而安,吴公大喜。(《广嗣纪要·卷之十六·幼科医案·惊风》)

又一富室张世鲁子病惊风,迎予往治之。时病已十七日矣,目右视而眨,口右张而动,手足向右掣引,舌上黑苔,势已危急。予谓世鲁之父希贤曰:令孙病剧,宜急取薄荷叶煎浓汤洗其舌,如黑苔去而舌红,则病可治,否则不可治也。洗之黑苔尽去,以泻青汤作大剂服之,口眼俱定,手足不掣,以凉惊丸、至圣保命丹调理十余日而安。(《广嗣纪要·卷之十六·幼科医案·惊风》)

张族一寡妇吴氏,有子周岁,病惊风,大小便不通,请予治之。予用五色三黄丸利其惊热,至圣保命丹(出自《片玉心书·卷之四》:全蝎十四个,防风二钱,白附子一钱,炮南星、蝉蜕、僵蚕、天麻各二钱,朱砂一钱,麝香五分。上为末,揉糯米饭丸,如黄豆大,金箔为衣,每一丸,钩藤灯心汤磨下。有热加牛黄、脑子、硼砂。用于小儿惊风,腹肚坚硬,睡不安,夜多啼哭,急慢惊风,眼目上视,手足抽掣,不省人事者,服之即效。编者注)定其搐。(《广嗣纪要·卷之十六·幼科医案·惊风》)

脐 风

脐在身中号命关,冲任在此养灵根,
最宜调护无伤损,才少差池减寿元。

脐风幼子儿遭伤，一腊之中最不祥，

识得病在何处起，无求❶无患早提防。（《育婴家秘·卷之二·脐风证治》）

初生三五日，大便血尝来，

黑色为胎粪，鲜红实可哀。

初生便呕吐，胞浆畜❷胃中，

物尽吐自止，不止便为凶。

小儿初生十日内，少乳多啼常喷嚏，

急看喉中有珠泡，手法刮去免忧虑。

不看撮脐风，撮脐粪少通，

急用解毒散，便下得从容。

便闭肚膨胀，口紧咬唇青，

时时手足掣，脐风枉用心。

腹胀不便名锁肚，口紧不乳是噤风，

目直叫哭盘肠吊，天吊身仰似角弓。

初生芽儿❸有此病，父母欢喜一场空。（《片玉心书·卷之二·小儿初生脐风》）

[诗后医案]

一小儿生八日，喷嚏多啼，请予视。予曰：此脐风也。视其上果有泡，色变黄矣，乃取银挖耳刮去之。其父惨然，爱惜之心，见于形色，故去之未尽也。有老妪闻之，急使婢女告其父，当急去之！其言迫切，父益惧，自取银挖耳刮之不惜也。遣人告予，予回书云：旬日后当发惊风。后果病，迎予治之，许厚报之，且泣曰：予三十六岁得此一子也。予曰：无伤！投以至圣保命丹而愈。（《幼科发挥·卷之上·脐风》）

---

❶ 无求：忠信堂本作"欲求"。

❷ 畜：通"蓄"。

❸ 芽儿：小儿。

痫　证

惊自心生风自肝，凡因病后见痫瘫，
急求妙手施方法，父母因循作废残。（《育婴家秘·卷之二·痫》）

[诗后附案]

本县汪前川儿惊病，一月之间，尝发二三次。予曰：不治必成痫也。求治于予，乃立一方，用枳实、黄连、半夏、白茯苓各等分。折半，朱砂（飞）又折半，同前碾末，神曲糊丸，芡实大，朱砂衣，每服一丸，用獖猪心一个，劈开入药在内，线扎定，放瓦罐中煮熟，取出猪心和药食之，以汤送下，后竟不发。名曰断痫丸。（《幼科发挥·卷之上·五脏主病》）

本县一尹吴子，生四个月，病惊风，搐过则昏睡不乳，发搐则醒，眼斜视，右手搐搦，请予。予曰：此真搐不可治而辞退。（《幼科发挥·卷之上·五脏主病》）

黄州府万鲁庵，有子病痫。予见容貌俊伟，性格聪明，告其父曰：可治。乃与琥珀抱龙丸方，使自制服之。（《幼科发挥·卷之上·五脏主病》）

蕲水县陈宅一子，年二岁，病惊风，失于调理成痫，半月一发，来求药。予用六一散末，分三包，一包用青黛相和，名安魂散，寅卯时竹叶煎汤下；一包朱砂相和，名宁神散，巳午时灯心煎汤下；一包入轻粉少许，名定魂散，申酉时薄荷煎汤下，调理半年而安。大凡痫病初得之者，十全八九，如遇二三年后者，不可治矣。时医有用吐法者，有用滚痰丸下之者，徒损胃气，百无一效。有制寿星丸治之者，一杯之水，岂能减积薪之火哉。（《广嗣纪要·卷之十六·幼

科医案·惊风》）

蕲水周维峰，有子病痫。予见神气昏滞，语言含糊，状类痴呆，告其父曰：不能治也，辞归。（《幼科发挥·卷之上·五脏主病》）

一儿三岁，病惊风后，未服豁痰安神之药，自后成痫。每发之时，面色青黑，两目连劄，口如嚼物，涎出于口，昏眩仆地。当欲发之状，即以手探其口中，以吐其涎，如此调理，至七岁不作矣。（《幼科发挥·卷之上·五脏主病》）

一儿四岁，病惊已绝，予用针刺其涌泉一穴而醒，自此惊已不发。予谓其父曰：此惊虽未发，未服豁痰之药，若不早治，恐发病也。父母不信，未及半年，儿似痴迷，饮食便溺，皆不知也，时复昏倒，果然成痫病。其父来诉曰：不信先生之言，诚有今日之病，愿乞医治，不敢忘报。予乃问其子：尔作钱氏安神丸加胆草服之。教其父曰：尔子病将发时，急掐两手合谷穴。如此调理，一月而安。（《幼科发挥·卷之上·五脏主病》）

一小儿惊后成痫，予制一方，天水散一料，碾为细末，分作三剂。一剂二两三钱，入真青黛五钱，碾匀，名清魂散，寅卯时煎竹叶汤调服一钱，以平肝火。一剂二两三钱，入朱砂末（水飞）五钱，名安神散，巳午时煎灯草汤调服，以镇其神。一剂二两三钱，入真轻粉二钱研匀，名定魂散。申酉时煎淡姜汤服，以去其痰。旬日而安。（《幼科发挥·卷之上·五脏主病》）

一小儿十岁，久得痫疾，予视两目，浑白无有睛光，语言謇涩，举动痴迷。乃语其父曰：不可治矣。后请医治之，竟无成功。（《幼科发挥·卷之上·五脏主病》）

又伯兄监生汪前川一子，年四岁，七月病惊搐，请医以拿法掐止之；八月连发二次，并以掐法；九月又发，乃遣人来问予。予曰：痰聚成惊，惊久成痫，幼科拿法，即古之按摩法也，病在荣卫者，可以用之，使荣卫之气行，亦发散之意，病在脏腑，则不能去矣。惊久成痫，痰塞心窍之中，不亟治之，必成痫疾，古人所谓五痫者，自此得之。因制一方，以黄连泻心中之邪热为君，枳实、半夏去胸中之积痰为臣，朱砂、寒水石之类坠之，以安其神为佐，甘遂以逐上焦之痰饮，麝香以利窍为使，神曲作糊丸，如龙眼大。每用一丸，用獖猪心一个，刀批开，纳丸于中，缚而煮之，待心熟，取丸和心食之，饮其汤以吞之，名曰断痫丸。凡服猪心五个，再不发矣。（《广嗣纪要·卷之十六·幼科医案·惊风》）

予婿李中庵，蕲水县之学生也，年九岁时得痫，病则昏仆，口眼俱合，手足不动，喉中无痰，但僵仆如醉人也。予知其心病，乃制一方，用东垣安神丸去地黄，加茯神、远志、石菖蒲以通其心窍，南星、珍珠末、铁花粉以坠其痰，汤浸蒸饼丸，如黍米大，灯心煎汤下，调理一年而愈。

子第四男邦治，七八岁有痫病，发则面先青惨，目定视，口中有痰，如嚼物之状，昏仆一食顷即苏。予教其母，但见面青目定时，即以鹅翎探吐其痰，母依吾教，前后吐痰二升许，痫竟不发，如此调理三年而安。

大抵痫病皆痰也，虽有五兽之名，各随其脏，详见钱氏方中。凡得此病，气实者，控涎丹；气虚者，断痫丸。病愈之后，以琥珀抱龙丸调之，未有不安，但年深日久不可治也。（《广嗣纪要·卷之十六·幼科医案·惊风》）

黄　疸

湿热食伤总发黄，是名疸病属纯阳，
热宜寒治湿宜利，食积还从消导良。（《育婴家秘·卷之四·黄疸》）

积　聚

宿食停伤脾胃中，是名食积法宜攻，
必询原物分寒热，莫犯虚虚可立功。（《育婴家秘·卷之三·积聚证治》）

癖居胁下状如龟，寒热潮时似疟临，
虚实从容衰半止，若逢乳癖❶不须医。（《育婴家秘·卷之四·癖病》）

头　病

小儿头病亦多般，散出方书不多言，
感谢岐师施指教，法留后学作谛筌。（《育婴家秘·卷之四·头病》）

水　肿

小儿浮肿因风湿，久疟脾虚亦有之。
上身主风下主湿，养脾一法少人知。

---

❶　癖：忠信堂本作"癖"。

遍身着浮肿，胃苓丸里求。

避风行浴法，切莫用牵牛。

肚大有青筋，灯火叉处烧❶；

内服集圣丸，胃苓宜相兼。(《片玉心书·卷之二·浮肿》)

西 江 月

小儿病患浮肿，或因胎气羸虚，卒冒风湿外邪欺，以致浑身肿起。又或诸病汗下，脾虚又被风吹，遂尔浮肿堪忧虑，症别轻重用剂。

轻用胃苓丸子，重则加减堪行，再用浴法保安宁，此法古今永定。不可太施汗下，太补亦不宜行，能依方法救孩婴，方可称为司命。

大抵浮肿治法，鬼门净府须知，木通防己五加皮，苏叶车前滑石。渗湿四苓饮子，补脾平胃须宜，灯心长流水煎之，每日清晨早吃。

要识浮肿死症，气促面黑须忧，脉微细小不堪谋，饮食不飧难救。脐翻粪如羊屎，泰山倒了难扶，忽生大喘肺经虚，纵有灵丹何救。(《片玉心书·卷之五·浮肿门》)

面目浮肿先受风，湿从足起变形容，

补中上下分消去，下水通肠是下工。

脾肺经兮属太阴，喘呼肿胀每相寻，

视其标本分先后，秘诀❷家传记在心。(《育婴家秘·卷之四·肿病证治》)

---

❶ 叉处烧：烧，忠信堂本作"淬"。叉处，即虎口。

❷ 秘诀：先肿后喘，为脾传肺，以脾为本，肺为标，宜胃苓丸、五皮汤，如上法合而用之。先喘后肿，为肺传脾，以肺为本，脾为标，宜苏子降气汤主之。

[诗后附案]

湖广右布政使孙，隆庆丁卯，入场监试，为《书经》《礼记》总裁。有小姐病，留全司中调理。小姐误食菱角伤脾，面肿而喘，夫人忧之，命全进药，全立一方，用钱氏异功散加藿香叶，以去脾经之湿，紫苏叶以去肺经之风，一剂而安。场罢后，公出见其方，谓全曰：此方甚好，取笔札，令舍人孙环书记之。（《幼科发挥·卷之下·肿》）

旧县张宅一子，疟后病肿，求予治之。予曰：此脾虚肿也。与之胃苓丸，用长流水煎灯心送下。教以每日午时前后，天气暖和，烧温水，于避风处洗儿。洗毕，床上被覆睡一时，令有微汗甚佳。此水渍法也。经曰：渍形以为汗。调理半月而平复如常。（《广嗣纪要·卷之十六·幼科医案病》）

万邦瑞一女，年十四年，病肿。寅至午，上半身肿；午至戌，下半身肿；亥子丑三时，上下肿尽消，惟阴肿，溺不得出。诸医不识其病，邦瑞不轻用药，请予治之。予曰：此肾肝二经病也。肾者，水脏也，亥子丑三时，水旺之时也。肝属木，肾之子也，水生于亥，子丑二时，肝胆气行之时也；足厥阴肝经之脉，环于阴器，故当其气行之时，阴肿而溺不得出也。水在身中，随气上下，午时以前，气行于上也，故上半身肿，午时以后气行于下也，故下半身肿，此病源也。五苓散，泻水之药也。经曰：诸湿肿满，皆属脾土。平胃散，燥湿之药也。故以二方相为主，名胃苓汤，加生姜皮之辛热，助桂枝、陈皮以散肝经之邪，茯苓皮之甘淡，助猪苓、泽泻以渗泄肾经之邪，防己之通行十二经，以散流肿上下之邪也，服十余剂而愈。（《广嗣纪要·卷之十六·幼科医案病》）

一儿病肿，腹大。彼自庸医妄谈，五日消一分。乃取绳子围其腹量之，投以牵牛、葶苈服之，利下数行，肿减十分之三，父母甚喜，约至五日再消三分。未三日又大肿，较大于前。庸医闻之走去，病势益甚而死。（《幼科发挥·卷之下·肿》）

一儿病肿，有庸医假专门之名，不守家传之法，尝称得异人之术，用牵牛、葶苈为治肿方之神药，作散服之，元气下陷，肚大坐不得卧，阴囊肿大，茎长而卷。予见之叹曰：脾土已败，肝木独旺，乃贼邪也，不可治矣。果死。（《幼科发挥·卷之下·肿》）

一儿疟后肿，用胃苓丸，长流水煎，灯心汤下。又用浴法，调理二十日而安。（《幼科发挥·卷之下·肿》）

一小儿痘后洗浴，面目一身尽肿，请予治。予曰：此水气也，用四君子汤以补脾去湿，加黄芪以实表，防风以胜肌表之湿，麻黄以逐皮间之水，一服而肿减，后以钱氏异功散加猪苓、泽泻调理而安。（《痘疹心法·卷之十九·痘后余毒症治歌括》）

予有一孙无父，周岁生走马牙疳。予用尿桶底白垩（刮下，新瓦上火焙干）五分，五倍子内虫灰三分，鼠妇（焙干）三分，枯白矾一钱。共为末，先用腊茶叶浸，米泔水洗净，以药敷之神效。名曰不二散。（《幼科发挥·卷之下·肾的生病》）

汗　证

额头有汗不须疑，浆浆浑身早问医，
若待阳虚成脱病，纵逢国手也虚题。（《育婴家秘·卷之四·诸汗》）

鹤膝风

小儿鹤膝，此属肾虚，
地黄加味，服却无虞。（《片玉心书·卷之五·形声门》）

疟 病

西 江 月

疟疾来时潮热，内伤外感生痰，初时截法似神仙，不可养虎遗患。外感小柴饮子，内伤平胃为先，内加草果与常山，桃枝为引最验。

截后才调脾胃，只消清疟养脾，祛邪补正作良医，不让仲阳钱氏。疟久若成痞块，面黄腹满消肌，月蟾集圣是根基，此个方儿密记。

如是小儿久疟，或于午后来潮，又如间日又三朝，截法不宜急暴。只用养脾清疟，相兼集圣和调，神丹斩鬼莫轻饶，发日五更分晓。

疟痢如逢并作，其间吉凶须知，大端饮食要如时，胃气完全可治。若是不思乳食，强将脾胃扶持，胃苓丸子莫差弛，间以香连止痢。

久疟多成坏症，脾焦肚大青筋，颈干脚细减元神，饮食全然不进。面目虚浮怯弱，四肢无力难行，不须医治枉劳心，九死一生危病。

平疟养脾用人参，白术陈皮当归身，茯苓厚朴姜汁炒，苍术五钱米水浸。粉草半夏浸七次，青皮柴胡与黄芩，常山草果二钱半，鳖甲三钱效如神。（《片玉心书·卷之五·疟疾门》）

疟疾之色多黄黑，病至作寒又作热，

早疟日来容易退，晚虐间来治宜急。

初疟要吐痰，斩鬼及常山，

久疟不可截，养脾功十全。（《片玉心书·卷之二·小儿疟疾》）

疟论经中五六般，时师总号是脾寒，

治分三法须求瘥，不及家传平疟丸❶。　（《育婴家秘·卷之四·疟疾》）

[诗后附案]

陆沉巷李宅，一女七岁。戊戌秋先患外感，后变疟，因用截药变作痢，至冬痢虽止，疟益甚。请予往，视其外候，大骨高起，大肉陷下，发稀目陷，面黄鼻燥，不思饮食，唯啖莲肉，乃内伤脾虚疳痨证也。时有江西医人万鼎在彼，谓不可治。予曰：无虑，吾能治之，至春必愈。用集圣丸一料，服至次年二月，果安。（《幼科发挥·卷之下·疟》）

蕲水县团陂王桂屏之子病疟，三日一发，请予治之。予用胃苓丸和小柴胡汤方，作丸服之。初三日一发，又间日一发，后一日一发；初于午后发，渐移于辰时发。桂屏问曰：连日服药，疟疾转发急者，何也？予告曰：此疟将退之渐也。盖疟疾三日一发者，邪气深，难已；一日一发者，邪气浅，易愈。午后疟者，邪在阴分，难已；午前疟者，邪在阳分，易愈。今令郎之疟，自三日移作一日，自阴分移至阳分，故云将退之渐也。时有麻城丁医生来，闻吾之论，笑曰：那有许多议论，吾有秘方，治疟如神。桂屏急欲其子之安，求药治之。予不知其所用者是丸是散也，自此依旧三日一发，发以酉时至次日巳时后始退。予见病辞归，桂屏留之甚坚。予曰：令郎病将愈，是丁先生一个秘方，又劳我重费一番力，前功落水矣。桂

---

❶　平疟丸：即平疟养脾丸，人参、白术、茯苓、炙甘草、陈皮、青皮、半夏、苍术、厚朴、草果、柴胡、黄芪、猪苓、泽泻、桂枝、常山、鳖甲、当归、川芎、酒糊丸，黍米大，米饮下。

屏亦怨丁，丁惭而去，予留一月，调理而安。(《广嗣纪要·卷之十六·幼科医案·疟疾》)

汪南汀季子七岁，病疟三年。诸医治之无效，乃请予治之。予视其外候，面色黄白，山根带青，腹大而坚。曰：此久疟成癖，癖在潮热。当与补脾消癖，疟热自除，恨无九肋鳖甲耳。南汀求得之，因制一方，用人参、白术、陈皮、青皮、三棱、莪术、木香、砂仁、当归、川芎、黄连、柴胡、鳖甲，以上各等分，上为末，神曲糊丸。炒米煎水，日三服，调理五十余日而安。(《幼科发挥·卷之下·疟》)

一儿病疟，间日一发。予依祖训，当用胃苓丸补之，发日以斩鬼丹截之，调理半月，以渐平复。适有麻城丁医至，见儿未大好，谓其父曰：我有秘方，只一剂而愈。其父惑之，不知其所用者何方也，初进一剂，疟即大作矣，更甚于前。予笑其医云：只用秘方，令吾前功尽废，又调理也。其父悔且怨，医辞去之。予调理一月而愈。

一儿病疟，一日一发，予用家传斩鬼丹截之，止三日，后又发，再截之，凡三截，俱三四日又发，其父怪问之。时六、七月枣熟，予疑其必啖生枣，故止而复发也。问之果然，乃禁。先用胃苓丸调理二日，更以斩鬼丹截之，遂愈。

一儿病疟，医以柴苓汤投之，调理二三日，不效，予用平疟养脾丸治之效。

一儿病疟，医用截药，内有砒丹，三截之，遂成痞疟，其父懊恨前药之误也。予用平疟养脾丸治疟，集圣丸治痞，调理一月而愈。

一儿岁半病疟，二日一发，久不愈，其儿黄瘦，面浮腹胀，予用平疟养脾丸治之愈。

一儿先疟后惊，予用调元汤、琥珀抱龙丸治之而即安。

一女先惊后疟，疟久成痞，予用集圣丸调理一月而安。(《幼科发挥·卷之下·疟》)

知县林乐田只一女，年七岁，习男装，官出则送至门内，拱候升轿，官入则拱俟于门内，公笃爱之。一旦病疟，三月一发，医以药截之不效，神倦形弱，乃召全治之。公曰：疟之不绝，何谓补脾？全曰：治疟有三法。初得之，邪气尚浅，正气未伤，宜急截之，不可养邪以害其正。中则邪气渐深，正气渐衰，宜先补正气，而后截之，不可常截，使正气益衰而邪之独强也。末则正气衰甚，邪气独存，宜补其正气，使正气复，则邪气自退也。公曰：善。命全制药，全以平疟养脾丸调理一月而愈，仍禁其鸡鱼生冷。（《广嗣纪要·卷之十六·幼科医案·疟疾》）

虫　证

个个孩儿腹有虫，胃虚蛔动痛相攻，

眼翻吐沫如惊痫，寸白为疳法不同。（《育婴家秘·卷之四·虫痛》）

虫痛时时作楚，面白清水长流，

槟榔芦荟与糖毬，君子芜荑练❶肉。

白术木香灵脂，黄连辰砂莪缩，

青陈干蝉❷与麦曲，虫去痛除是福。（《片玉心书·卷之五·心腹痛门》）

[诗后附案]

胡滂，少丧父母，伯母萧氏养之，尝病腹痛，伯父胡泮西请予视之，乃虫痛也。泮西曰：何以辨之？予曰：凡腹痛一向不止，乃积痛也。乍发乍止，腹中成聚，口吐涎水者，虫痛也。用苦楝根白皮煎浓汤，送下雄黄解毒丸。取一虫，如指长，如婴儿形。伯父母

---

❶　练：通“楝”。

❷　蝉：通“蟾”。下同。

怪之,以铁钳夹定,请予问之,是何虫也?予曰:此三传痨虫也。初起于父,再传其母,三传其子。今取下矣,此子之福也。因命一婢,夹定送至河中,火焚之。其婢受烟气一口,病瘵而卒,自此断根。(《广嗣纪要·卷之十六·幼科医案·腹痛》)

户房吏闻安,麻城人,有子病虫痛,先翁尝用雄黄解毒丸,苦楝根煎汤下,未见有虫,腹痛不止,先翁命全与治之。全思此虫有神,如二竖藏于膏肓之中,针药之所不能治也。默思一法,此食积所化也,宿食成积,积久成虫,食积之虫,所嗜者味也,乃问此儿平生爱吃何物,其母答曰:喜吃煎炒。于是择上旬破日,暗煎苦楝根汤,勿令儿知,用清油煎鸡卵作饼,十分香美,儿欲食之,故迟不与,以少许啖之,喉中涎出,即取苦楝根汤,送下雄黄解毒丸,服药下咽,以卵饼与之,似不爱矣,半日后大泄,取下黑虫如蝌蚪子者约半盆,盆中旋走,以火焚之,自此腹不痛矣。(《广嗣纪要·卷之十六·幼科医案·腹痛》)

王小亭之子,胡三溪之婿也,尝病腹痛,乃虫痛也,托予治之。予用安虫丸,取下一虫,长一尺,大如拇指,引而伸之,约长丈余,其形如线,以火焚之。后又胃脘当心而痛,予以草豆蔻治之不效,心窃怪之,是何痛也,以吾治之,三日不愈。乃以手按而摸之,问其痛在何处,手不可近,因悟曰:上焦如雾,有气而无物也。经云浊气在上,则生䐜胀者是也。若痰饮,若宿食,若瘀血,停在胃脘,当心而痛者,此物而非气也。凡痛,手可按者,虚痛也;手不可按者,实痛也。气之为痛,有实有虚;物之为痛有实而无虚也。今痛在胸中,手不可按,非食则痰,乃实痛也。以小陷胸汤内取黄连、枳实、半夏,控涎丹方内取甘遂、白芥子,加大黄、黑牵牛,神曲作糊为丸,如萝卜子大,姜汤下二十一丸。其痛下在脘,又进十四丸,痛下小腹,又进七丸,利下黄涎半碗而安。(《广嗣纪要·卷之十六·幼科医案·腹痛》)

胎 疾

孩儿初生襁褓中，如苗秀实渐成童，
四因内外能分辨，治不乖方大有功。

胎疾初生治较难，幼科证治莫空谈，
丹溪妙论如绳墨，家秘书中次第看。（《育婴家秘·卷之二·胎疾》）

胎热甘草黄连汤，胎寒去连加桂方，
胎黄甘草加茵陈，胎惊辰砂一味良。
胎瘦胎肥浴体法，胎怯五软用地黄，
此是家传真口诀，儿孙记诵莫遗忘。
肝色多青心赤红，脾黄肺白肾黑同，
黄白疳虚黑中恶，赤红是热青惊风。（《片玉心书·卷之二·小儿
胎疾》）

胎 毒

西江月

小儿初生病症，许多名状难同，胎惊撮口与脐风，寒热肥瘦黄
肿。呕吐昏昏不乳，脐间血水溶溶，未曾满月病多凶，好似风中
烛弄。

最是脐风可畏，三朝八日为殃，初然❶喷嚏似风伤，啼哭时时噪嚷。急看口中上腭，刮除白泡中央，展开❷恶血细端详，莫使下咽为上。

若是不知此法，致令泡落儿吞，忽然腹胀满膨澎，脐肿青筋杂乱。撮口昏昏不乳，目瞪又紧牙关，啼声不出命归天，劝取衣棺早办。

胎黄状如金色，身热大便难通，小便黄赤色朦胧，少乳时时舌弄。此症传来无毒，脾胃湿热相攻，凉惊凉血解重重，保养胎元兼用。

外有胎肥胎瘦，此为禀赋虚盈，父精母血必多亏，儿子不充元气。此个甚难调理，愚夫不晓支持，一朝有病致倾危，却把命来抵对。

生下时时吐奶，不思乳食昏沉，此由秽物下咽门，拭洗未能洁净。会厌中间阻隔，太仓上口留凝，豁痰顺气药通神，炮制生姜作引。

生下突然腹胀，脐中血水淋漓，断脐将息失调宜，客水邪风侵入。外用灰矾粘贴，速令干较为奇，若还撮口哭声稀，纵有灵丹莫治。

小儿生下数日，睡中啼哭多惊，此因母气失和平，常因七情为病。以致胎胞气逆，痰涎流入脾心，治须顺气更清神，镇坠痰涎始定。

胎热遍身如火，发斑丹毒风疮，神昏腹痛又惊彰，大小便难哭嚷。此是母贪煎炒，温经暖药乖方，急须解毒令清凉，甘草黄连为上。

---

❶ 初然：忠信堂本作"初时"。

❷ 展开：忠信堂本作"展揩"。

胎寒生来吐泻❶，大便滑溜多清，腹中疼痛哭声频，面色青黄不定。平日母喜生冷，寒邪传入胞经，治宜丸散用甘温，可保婴儿性命。

　　要识小儿治法，方为得业专门，半周一岁病何因，胎毒单单见症。自后饮食渐瘦❷，肥甘之变须明，此时脾胃病多寻，消食养脾法定。

　　胎病要行凉解，无如甘草黄连，若加脾弱病相参，参术陈皮有验。巴豆牵牛丁桂，砒硫白汞青铅，俱伤正气损真元，误了孩儿命短。（《片玉心书·卷之三·胎毒门》）

夜　啼

　　啼哭直视热在肝，泻青一服及时安。
　　啼哭面赤热在心，导赤麦冬效如神。
　　面赤四逆腹中痛，益黄散用姜汤送。
　　夜夜见灯多拗哭，父母矫爱多不足。（《片玉心书·卷之二·小儿夜啼》）

西江月

　　小儿夜啼四症，忤惊肚痛心烦，如逢拗哭忤家言，睡中忽啼惊见。肚痛手足厥冷，腰曲口气冰寒，心热烦躁不安眠，其症面赤腹暖。

---

❶　泻：通"泄"。
❷　瘦：忠信堂本作"减"。

既辨夜啼证候，其间治法须明，分明传授与人间，只得心诚求遍。忤惊安神丸子，理中专治脾疼，凉惊锭子治心烦，总用灯花妙散❶。（《片玉心书·卷之五·夜啼门》）

夜啼四症惊为一，无泪见灯心热烦，
面莹颊青下脐痛，睡中频笑是邪干。（《育婴家秘·卷之四·夜啼》）

[诗后附案]

汪怀江生子二月，夜啼不止，请予治之。予曰：此肝热也。以泻青丸，竹叶汤入砂糖少许，调服而安。（《广嗣纪要·卷之十六·幼科医案·啼哭》）

一小儿五十日，昼夜啼哭不止，予用泻青丸五厘，竹叶煎汤，入砂糖少许调服，立止。（《幼科发挥·卷之上·五脏主病》）

啼　哭

孩儿多哭事堪怜，何事涟洳昼夜间，
饥渴痒疴如不中，拂其心意自烦冤。（《育婴家秘·卷之四·啼哭》）

[诗后附案]

一儿一岁，啼哭不止，予审察之，非病也。其父母曰：无病何以啼哭异常？予乃问其乳母：此儿平日戏玩者何物？乳母曰：马鞭子。即以取至，儿见大笑击人而哭止。（《幼科发挥·卷之上·五脏主病》）

---

❶　指灯花散：灯花七枚，辰砂一分，研末；灯草汤吞。

疮 疥

西 江 月

小儿遍身疮疥，虫窠脓血浸淫，此由胎毒内藏深，故有许多形症。凉血杀虫解毒，胡麻丸子通神，切防搽洗毒归心，腹痛神昏命尽。

若是要用搽药，瘙痒无过蛇床，蟹虫作楚用雄黄，痛肿寒水为当。不痒须加狗脊，喜盐汤火硫黄，斑猫❶同研熟尤良，手擦鼻闻搽上。（《片玉心书·卷之五·诸疮门》）

遍身疥疮是何因，血热由来胎毒成。痛痒不安多夜哭，切莫入腹命归冥。疥疮不宜搽，胡麻丸最佳。入腹宜解毒，惊来莫治他。（《片玉心书·卷之二·疥疮》）

[诗后附案]

黄州李四守，生子五个月，遍身湿疥，一旦尽干，召全问之。全曰：疮出惊止无忧也。连更数医不能治。（《幼科发挥·卷之上·五脏主病》）

团风镇帅碧泉有子，颌下一结核大如李，误听俗医之言能去之，贴以药。一日，丘长史定斋至其家，见之，谓碧泉曰：若是结核，不必治也，久则自消。碧泉不实，告谬曰：热疖也。自后核肿溃烂，横亘颌下，请予去，其子口张，脾已败也，终不可治。（《广嗣纪要·

---

❶ 斑猫：斑蝥之别名。

卷之十六·幼科医案·结核》）

　　吾县富室胡黑三长孙，一岁，病脑后哑门穴出一毒，如桃大，已溃，白脓不干，请视之。予曰：此无辜疳也，法不能治。或问何谓无辜疳？予曰：《全幼心鉴》云：有妖鸟名鵤，一名夜行游女，白昼不出，夜则出飞，此鸟无雄，飞入人家有儿褓衣挂晾未收者，则布毒其上，儿着此即病而死，掠取其魂，化为己子，是名无辜疳，亦传尸之类也。故病则颈上有核，针破之，内有白粉，况项后之疽，又九不治中之一证也，故云难治。时有一老医号邓风子者，以善拿法名，人相慕之。黑三请视其孙，邓曰可治。予曰：久慕先生之名，如治此儿之病，名不虚传。邓曰是不难，乃留。五日后儿死矣，邓大惭而去。（《广嗣纪要·卷之十六·幼科医案·疳病》）

　　吾长孙，乃邦孝之子，生下遍身虫疥。予制一方，用乌梢蛇（酒浸，去皮骨，取净肉，焙干）一钱，苦参（酒浸，切，晒干，取末）一钱半，白蒺藜（炒，去刺）一钱半，三味为末，酒糊丸，如粟米大，每服十五丸，竹叶煎汤下，虫疥灭迹不复发矣。（《广嗣纪要·卷之十六·幼科医案·虫疥》）

　　一儿五岁，每至春时，则遍身生脓疱疮，此胎毒也。予戒用搽药，恐粉、砒、硫之毒，乘虚入腹，以胡麻服之而愈，更灸风池、血海、曲池、三里。自此再不发矣。（《幼科发挥·卷之上·五脏主病》）

　　一小儿生下一月后，遍身虫疥，浸淫湿烂，其皮如蜕，日夜啼，忽一日其疮尽隐，发搐而死。（《幼科发挥·卷之上·胎疾》）

　　一子满月后，血盆中发一痛，请外科胡长官针之，断其骨，竟不可救。小儿生痛毒者，不可轻针，恐伤筋骨，慎之。（《幼科发挥·卷之上·五脏主病》）

　　邑中有一小儿，身生虫疥，医用药搽之，疮尽没，腹胀而喘，求药于予。曰：幸未发搐，尚可治也。乃与雄黄解毒丸，竹叶、灯心煎汤下，利黄涎，疮出而安。或问予曰：虫疥不可搽乎？予曰：虫疥者，胎毒也，宜用解毒之药，使毒散于外，不可妄用搽药逼之，使反于内也。搽疮之药必用砒硫水银，以杀其虫，药毒之气乘虚入

里，误儿性命，切宜慎之。（《广嗣纪要·卷之十六·幼科医案·虫疥》）

予外甥，李中庵子也。满口生疮，咽喉唇舌皆是，令人取药。予制一方，用黄柏、黄连各一钱，朱砂、白矾各五分，鼠妇（焙干）三分。共研细。敷之立效，乃奇方也。（《幼科发挥·卷之上·五脏主病》）

丹 毒

西江月

小儿赤游丹毒，虽有十种原根，皆由心火热多深，上下游移不定。其色浑如丹石，故称丹毒之名，治法方册甚分明，全在医家体认。

小儿流丹最毒，十种发出不同，自上而下莫至胸，上下至肾可恸。半周之内休见，满周病此宜攻，蜞针的的有神功，内解外敷兼用。

内解归梢赤芍，羌活荆芥防风，升麻甘草地黄通，竹叶玄参煎用。外用益元敷贴，更加寒水相同，三朝五日急相攻，惊搐灵丹如梦。

治丹用功次第，从头一一铺陈，解表下毒药先行，次用蜞针吮进。若是蜞针不便，须臾急用砭针，然后涂药救孩身，此法前人已定。

捷法先须解毒，或将利药疏通，初起涂敷莫胡攻，毒入于里遏壅。解毒无价散子，防风升麻汤同，利药灵应有神功，只在医人善用。

经验治丹妙法，而今说与后人，先将灵应涤病身，下后才施涂润。田螺捣饼敷贴，或用水调灶心，又将南星大黄停，芒硝研匀水浸。

烘热衣与儿，火丹遂成之，芒硝寒水石，青黛石膏奇。赤痣因何起，胎中受热多，原来无大害，不必请医和。(《片玉心书·卷之五·丹毒门》)

疝 气

疝肿须分内外因，内因气动外寒侵，

病因肝气原非肾，本肿呼为气卵名。(《育婴家秘·卷之四·癫疝》)

西江月

疝气如何而得，下焦热结膀胱，肾囊肿大似茄样，左右坠难抵挡。内服茱萸丸子，外用龙土葱汤，待他痛止肾消囊，再灸两边胯上。

我有得传妙法，橘核木香沉香，茴香大小用相当，食盐故纸为上。巴豆少炒川楝，去巴取楝如常，研为细末酒调尝，一服汗淋停当。(《片玉心书·卷之五·疝气门》)

[诗后附案]

本县大尹梁公子病疝，右边睾丸肿大如鸡卵，长约五寸，上络脐旁，下抵阴囊，直直硬痛，大小便不通，急召全。全立方用当归、川芎、木香、青皮（去瓤）、山栀仁、山楂子、小茴香、川楝子、泽泻，二剂而安。(《幼科发挥·卷之上·五脏主病》)

卵肿，小儿性急多哭者有之。予曾治小儿，立方用香附子、川芎、木香、青皮、山栀仁、麦芽，各等分，作丸服之。（《幼科发挥·卷之上·五脏主病》）

　　知县梁大公子，年七岁，常有疝气病，发则右边卵肿，上贯小腹，下连睾丸，约长五寸，大如杵，坚紧苦痛，大小便难。一旦病发，公谓仝曰：闻汝幼科甚精，烦为小儿治之。仝曰：诺。乃制一方，用当归梢、青皮（不去瓤）、川芎、山栀仁、木通、木香、川楝子肉、小茴香、甘草梢、猪苓、桂、附，与医生韩凤岐取药，合服之，二剂而安。（《广嗣纪要·卷之十六·幼科医案·卵肿》）

痘疹碎金赋

　　痘本胎毒，俗曰天疮。传染由于外感，轻重过于内伤。初起太阳，壬水克乎丙火；后归阳明，血水化为脓浆。所喜者，红活滋润；可畏者，黑陷干黄。势若烧眉，变如反掌。皮肤臭烂，气血郎当。若救焚兮，徙薪何如焦额；似拯溺兮，落井不及宽裳。原夫一元肇化，二索成祥。欲火动而妄作，胎火炽而流殃。嘀声骤发，秽毒深藏。命门养火，胞户收铅。待四时之疫疠，动五脏之皮囊。荣气逆于腠理，恶血发于膀胱。二火相煽，四大成疮。毒之轻者发则微，贵乎调养；毒之重者发则密，急于提防。至若运气推迁，有于胜复升降；时令乖异，无非寒热温凉。苟阴阳之逆理，为气候之反常。五行郁而灾见，九曜窒而变彰。疠气流行，不论郡邑乡党；恶毒传染，岂分黎庶侯王。此则不行于诊，贵在能制其尤。先事解散兮，十全八九；临时区处兮，算为寻常。

　　大抵气运先岁，痘疹属阳。春夏为顺兮，乐其生长；秋冬为逆兮，恶其收藏。暴寒兮，恐邪毒之郁遏；暴热兮，虑腠理之开张。

脓泡春而莫疗，黑陷夏以为殃。秋斑实恶，冬疹非祥。此逆四时之令，休夸三世之方。知其凶而治之，自求怨谤；明其吉而往也，得号医良。

且如证候殊形，脏腑异状。肝主泪而水泡，肺主涕而脓浆。心斑红艳，脾主赤黄。惟肾经之无病，变为黑而可妨。所以观乎外症，因而辨其内脏。呵欠烦闷兮，肝木之因；咳嗽喷嚏兮，肺金之相。手足冷而昏睡兮，脾土困于中央；面目赤而惊悸兮，心火炎于膈上。耳骫属肾，温暖如常。二处灼热兮，下极火旺而必毙。四肢厥冷兮，中州土败而倾亡。

先分部位，次察灾祥。阳明布于面中，太阳行于头上。心肺居胸膈之内，肝胆主胁肋之旁。手足司于脾胃，腰背统于膀胱。初证分明，用心想象。泄泻者邪甚于下，呕吐者邪甚于上。气逆而腹痛隐隐，毒深而腰痛皇皇❶。心热甚而惊搐，胃邪实而颠狂。鼻燥咽干，肺受火邪而液竭；屎硬尿涩，肾因火旺而精亡。气弱少食者，不任其毒；神强能食者，不失其常。

欲决轻重，但观发热；如占顺逆，须认其疮。毒甚兮，身如炎火；热微兮，体或清凉。若寒热之来往，定征兆之佳祥。数番施出兮，春回寒谷；一齐涌出兮，火烈坤冈。蚊迹蚤斑，刻期而为鬼录❷；蛇皮蚕壳，引日而返泉乡。不喜朱红，更嫌灰白；最宜苍蜡，切忌紫黄。常要明润兮，恐嫩薄之易破；不宜干枯兮，又瘙痒之难当。恶候形现，上工审详。面颊稀而磊落，清安可保；胸膈密而连串，吉凶难量。顶要尖圆，不宜平陷；浆宜饱满，却忌空虚。颜色喜老而愁嫩，皮肤爱糙而怕光。焰起根窠，终防痒塌；丹浮皮肉，心主夭伤。头面预肿兮，三阳亢甚；手足厥冷兮，五脏摧伤。疮堆喉舌，毒缠颈项。咽喉痛而呼吸则难，饮食少而吞吐则呛。此天命之安排，岂人力之倚仗。

烦躁闷乱兮，七神离散；谵语眩冒兮，五毒猖狂。鼓颔战慄兮

---

❶ 皇皇：同惶惶，指心不安貌。

❷ 鬼录：指冥间死人名录。

肺败，咬牙口噤兮肾强。渴不住兮焦膈，泄不止兮肠滑。失声兮咽烂，吼气兮腹胀。昼夜爬搔兮，将荣卫之外脱；乳食断绝兮，必胃气之中伤。肿忽消，毒归于里；色反黑，疔起于疮。食谷则哆兮，在人之寿夭；饮水则喷兮，较医之短长。

　　轻重反复，调理乖张。轻变重而可畏，重变轻而莫慌。风寒素谨，饮食如常。出入禁乎男女，盖覆适其温凉。内无妄动，治不乖方。此则变轻之候，实为保命之良。若当犯乎禁忌，或误投乎丸汤。徒自肆其房室，不知顺其阴阳。外感不正之气，内伤不时之粮。平人且病，患者敢当？是以顺则逆而逆则险，宜乎轻者重而重则亡。

　　发自肺经，相连脾脏。气热味辛，燥金受克；形寒饮冷，华盖❶先伤。浩饮则水来侮土而成泄痢，过食则脾不消谷而作痞胀。皮毛亏损，肌肉虚尪。起发迟而不胖壮，收靥缓而反作脓疮。轻则绵延乎时日，重则泣送于郊邙。如何愚夫之不晓，致生命之早亡。不信医而祷诸神鬼，枉杀牲而号乎穹苍。

　　药贵中病，医不执方。喜行温补者，动称乎文中；专用凉解者，祖述乎仲阳❷。贵于因人而治，毋虚虚，毋实实；相时而行，必远热，必远凉。正气为先，戒开门延寇；解毒为急，休视虎如狼。首尾不可汗下，治之要略；缓急各有权宜，法之经常。执其绳墨者，如守株之待兔；惑于方书者，似多歧之亡羊。

　　且如红嫩紫肿兮，凉血为上；灰白平陷兮，补血最良。出不快兮，贵表实而发散可用；便或秘兮，贵里实而疏利何妨。毒不能速解，毒甚者，令微汗之散越；热不可尽除，热剧者，使小便之清长。三阴多寒兮，必投辛热；三阳多热兮，无过苦凉。安可恶寒而喜热，莫知贵阴而贱阳。

　　是故补气者，参芪白术；养血者，归芍地黄。发散表邪，轻葛根而重官桂；疏通里实，微枳壳而甚大黄。解毒兮芩连栀子；快斑兮，荆防牛蒡。连翘疮中之要领，甘草药中之君王。咽痛求诸甘桔，

---

❶　华盖：指肺脏。

❷　仲阳：指北宋著名医家钱乙，字仲阳。

头肿取夫防羌。木通利其小水，人屎攻其黑疮。气逆兮青皮陈皮，胃寒兮丁香木香。泄泻莫如诃蔻，呕吐陈皮煨姜。麦冬干葛而止渴，厚朴腹皮而消胀。五味杏仁，伤风者以之定喘；山楂枳实，善食者用之为良。上工司命，推恻隐之仁心；神物效灵，起沉疴如反掌。

其诸药物，各有主张。春夏桂枝而少服，秋冬芩连而莫尝。疮若干枯，白术非宜用之品；色如红艳，黄芪岂收功之良。里虚少食者，勿投枳实；表实多毒者，休使生姜。汗自出兮，用干葛重虚其表；溺自数兮，加木通再亏其阳。泄泻酸臭兮，诃蔻不可速止；呕吐清冷兮，连栀安得作汤。凡用芩连，必资炒制；如加丁桂，须假寒凉。应制伏而不诛无过，保平和而延寿无疆。

大势若平，余邪须讲。热毒流肝兮，双睛生翳；火邪入脾兮，四肢成疡。口内生疮兮，烂龈破舌；腹中作痢兮，腐胃败肠。皮肤嫩而洗浴太早，因以添热；脏腑虚而肥甘太过，遂致内伤。若中风寒，多为咳嗽；如时扪掐，灌成脓疮。虽多异证，亦有奇方。望月砂退翳有准，穿山甲排毒无双。枳实麦芽山楂子，消宿食而克化；大黄柴葛地骨皮，解余热以清凉。咳嗽以款冬花又用杏仁，痢疾以黄连再同木香。苦参主乎热毒，溺白治其疳疮。用之合宜，工可谓良。

嗟夫！罹此证候，病势非常。外缠皮肉，内连腑脏。改换形容，如蛇蜕皮、龙蜕骨；淋漓脓血，若蚓在灰鳝在汤。轩岐置而未言，秦汉弃而无方。古无此证，或云起于建武；今有是疾，相传得于南阳❶。拘于日数者，不知轻重之病；执其偏见者，未察虚实之庞。本温再热，已寒又凉。徒自胶而不变，反斯民而见殃。泄骨髓之真诠，非子孙而不示；受肺腑之秘的，牢记诵而莫忘。

痘名天疮，疹呼麻子。喜红活以为宜，见黑陷而可忌。痘出肺脾，疹连心肺。随时令之寒暄，禁汗下于首尾。吉者，饮食如常而清凉自调；凶者，饮食反常而闭涩不利。咽喉切怕锁缠，面目不宜

---

❶ 南阳：指医圣张机，字仲景，河南南阳人。

稠密。汗自出兮，火从汗散；溺自出兮，毒从溺出。疹爱清凉痘爱温，愚夫之言；虚则补而实则泻，兹圣人之大意。

窃谓痘疮，尤为难治，视寒热于天时，分勇怯于人事。发散兮以升麻参苏，调理兮以参芪归术。出太甚者消毒，色灰白者益气。㿎肿秘结者黄连可投，痒塌吐泄者木香堪取。解毒兮栀子芩连，温中兮丁香官桂。务在消详，不可急遽。此先祖之秘传，宜子孙之爱惜。（《片玉痘疹·卷之一·痘疹碎金赋》）

痘疹碎金歌赋

赋 上

痘本胎毒，俗曰天疮，虽疠气之传染，实杀机之显彰，变迁莫测，酷恶难当。肌肉溃脱兮，若蛇蜕皮、龙蜕骨；精神困顿兮，如蚓在灰鳝在汤。疮有疏密兮，疏者轻而密者重；毒有微甚兮，微则祥而甚则殃。笑彼拘于日数者，未达迟速之变；悲夫惑于鬼神者，不求医药之良。乾坤妙合，震巽分张。受气于父兮，得阳精而凝结；成形于母兮，赖阴血以资养。民多嗜欲，气匪淳庞，淫火炽于衽席，食秽蓄于膏粱。精血禀其毒气兮，甚于射罔；形体负其杀气兮，险于锋铓。或谓去其口血兮，不过脱空之语；或谓解其胎毒兮，未见抵圣之方。五运统于南北兮，有太有少；六气分于主客兮，曰阴曰阳。变化各正，胜复靡常。得其序而气治兮，国无疵疠；失其序而气乱兮，民有疹疡。应至而不至兮，其气徐，贵迎之以夺其势；未应至而至兮，其气暴，姑持之以避其强。不知此而妄作兮，违时者败；能审此而慎动兮，顺天者昌。春令温和而升生，夏令暑热而浮长，秋令清冷而降收，冬令寒冽而沉藏，是得四时之正，不为万物之伤。冬反燠暖兮，句萌早发；春反栗冽兮，蛰虫且藏；夏反清肃兮，凉风袭肉；秋反蒸溽兮，暑汗沾裳。若此逆气兮，染之者即成疫疬；又有虚风兮，中之者必致夭伤。受父母之秽毒兮，隐于黝僻；触天地之疠气兮，发其伏藏。自内而出兮，布于四体；自外而散兮，根于五脏。肝主泪而为水泡，肺主涕而作脓囊，心则斑而且赤，脾则疹而又黄，肾乃封藏之本，变则黑陷之象。可喜者，苗而秀，秀而实，如鸟之脱距；所恶者，枯而陷，陷而伏，如虎之伏岗。东赤，南白，西黄，北黑，各分布而有定；春生，夏长，秋收，冬藏，自流行而无疆。初出血点兮，红鲜得生之气；次化水液兮，白莹渐长之状。脓成而色黄兮，欲收之候；痂结而色黑兮，已藏之象。谓肾无证者，似去冬不能成岁；谓黑为逆者，如废北何以调阳。方其发生兮，春夏为顺，而秋冬非吉；及其收敛兮，秋冬为顺，而春夏不藏。应发生而反收敛者，谓之陷伏；应收敛而反发生者，谓之烂疡。顺者不必治兮，待其平复；逆者不可治兮，避其怨谤。若逢险症，必在奇方。治不乖方兮，险变顺而春回幽谷；药不对病兮，险变逆如火烈崑冈。病似顺而反逆兮，认之要惯；病似逆而反顺兮，察之贵祥。似粟堆聚坚硬兮，孰若磊落而稠密；如丹艳赤娇嫩兮，不如淡白而老苍。初出现而觅水，乍起发而戴浆；脓未成而干黑，囊未满而萎黄。早发先萎兮，如园林之花蕊；暴长遽消兮，似沟涧之潦潢。是谓夺命之症，休夸折肱之良。轻或变重兮，误服药而或犯禁忌；重或变轻兮，得遇医而且善调养。蚊迹蚤斑兮，不旋踵而告变；蛇皮蚕壳兮，惟束手以待亡。夹斑夹疹兮，斑疹消而足喜。顶平顶陷兮，平陷起而莫惶，切戒临病挥霍，最宜用药审详。病有标本兮，视急缓以立法；药有补泻兮，因虚实而立方。噫嘻兮，医无定法；迷乱兮，药有定方。大率贱攻而贵补，故多喜温而恶凉。设若病遇虚寒兮，温补有效；假如证属实热兮，辛香敢尝。辛热下咽，阳之盛者必困；苦寒入胃，阴之盛者乃戕。戒汗下于首尾兮，恶攻之说；补脾土以制肾水兮，喜补之常。不知补者之短，奚论攻者之长。形尖圆而光壮兮，气之充拓；色鲜明而润泽兮，血之涵养。可以勿药，是谓无恙。灰白平陷兮，气血虚而补之以温；红艳焮肿兮，气血热而泻之以凉。气至而血不足兮，虽起发，根窠不肥；血至而气不足兮，虽明润，郛郭不长。泥章句以举一隅者，守株安可得兔；驰辨说而执两端者，多歧必然亡羊。脾为水谷之本，固不可以不补；肾为津液之源，尤不可以不浆。土虽为水之防，水能制火之亢。肾主骨髓兮，倒陷入于骨髓者莫救；肾司闭藏兮，变黑至于闭藏者可防。是皆归肾之害，岂可谓肾之强。毒火燔灼兮，肾水且涸；营气败坏兮，脾土亦伤。故补脾不如救肾，而养阴所以济阳。炅则气血淖泽而不敛，寒则气血凝涩而不彰。气血失养，痘疹受伤。或受于热兮，为烦躁，为赤，为痛；或受于寒兮，为振栗，为白，为痒。顺时令之寒暄，禁人畜之来往。勿动溷厕之臭，勿烧檀麝之香，恐乘虚而易入，反助毒以为殃。痘虽吉而犯多凶，屡经怪变；症虽恶而调则善，终见安康。若夫痘疹之热，相似内外之伤。邪火煊赫兮，玉石俱焚；真水静顺兮，波浪不扬。喷嚏咳嗽兮，肺金流灼；项急顿闷兮，肝木披创。呵欠惊悸兮，心虽君主而不宁；吐泻昏睡兮，脾则仓廪而不藏。各脏有证，惟肾无象；不受秽毒之火，独见耳骺之凉。热微兮毒少，热甚兮火旺。大热安静兮，毒随热出而无虑；小热烦躁兮，毒与热留而可防。凶灾莫测兮，又热又渴；轻疏可许兮，乍热乍凉。吐泻勿止兮，使毒得越而无遏；惊悸不定兮，恐毒深入而反藏。血妄泄于空窍兮，死期速于弹指；语妄涉于鬼神兮，变候易于反掌。形证定其疏密，部位决其存亡。如痘纷布兮，且颗粒而其疏已定；如麻堆聚兮，更模糊而其密堪伤。挨颊绕口兮，庚戊阳明之位；颧间额上兮，壬丙太阳之乡。头为元首之尊，最怕蒙头；项乃关津之要，偏嫌锁项。鼻准初出兮，淫毒犯于天根；耳轮先现兮，邪火侵乎玉堂。渐次出兮，吉兆；齐涌出兮，凶状。痘将出而热减兮，药勿妄服；痘正出而热剧兮，医宜早防。解其火毒兮，恐郁遏而干枯；养其气血兮，欲流行而舒畅。远寒热之犯兮，损之益之，而必使和平；助春夏之令兮，达之发之而必使长旺。治其未乱兮，彻桑土于迨雨；知其必渐兮，戒坚冰于履霜。出欲尽而不留，发欲透而齐长。苗渐成窠兮，气之所响；血渐化水兮，血之所养。疏则毒少兮，头面不肿而休怕；密则毒多兮，气血不充而莫慌。时日既足兮自翘，翘而杂起；表里无邪兮，勿汲汲以作汤。所谓良将用兵，善攻不如善守；又云上农治田，勿助生于勿忘。咽喉急痛兮，勿违时而早治；头面预肿兮，但引日以必亡。小便欲清兮，大便却欲其坚实；淡味可食兮，厚味不可以啖尝。茹淡者，胃气不损；养厚者，火邪益亢。或见黑黯兮，点之速以胭脂；或遇干枯兮，浴之贵以水杨。痰痒忽生兮，取茵陈以熏燎；爬搔不宁兮，虽卢扁而彷徨。痘长满水，毒化成浆。爱其稠浓兮，恶其清淡；取其满足兮，舍其虚洋。欲知透与不透兮，于手足而细察；欲知足与不足兮，于辅颊以端详。设四末之未透，取脾胃而服药；如一方之未足，视经络以求方。譬如为山兮，勿功亏于篑土；又如执热兮，宁濯洗于探汤。面颊最嫌破顶，肩背尤怕焦囊。肿忽消兮气脱，语忽妄兮神亡。食谷则呕兮胃烂，饮水则呛兮咽伤。咬牙兮，肝火炽而肾败；寒战兮，阳气弱而阴强。脓反干兮倒陷，脓不成兮伏藏。叫哭不止兮，毒攻肠胃；闷乱不宁兮，火烈膈肓。仓廪不藏兮，魂魄归于溟漠；水泉不出兮，姻亲泣于北邙。脓血已化，收靥相当。兆自唇吻兮，浆吐结如珠粒；断自人中兮，部分发默以意量。令行秋冬兮，依先后而不乱；气别阴阳兮，循上下而有常。颧上平干兮，应乎倒靥；额间先收兮，谓之不祥。痂不落而雍肿兮，由荣血之淖溢；疮尽裂而皲揭兮，此卫气之残伤。当靥不靥，当藏不藏。便秘未通兮，里气热而凉导；便溏不实兮，中气虚而温养。热伤皮毛兮，怪肺金不收余气；湿伤肌肉兮，责脾土不燥残浆。头疮堆脓不平兮，孤阳似鳏而不生；足疮包水不干兮，纯阴如寡而不长。饮食减少兮，迤逦引日而毙；烦热增剧兮，倏忽绝命而亡。若问痂皮之不脱，其间病气之相妨。痘若败坏兮，补空痘勿疑番次；疮如溃烂兮，成溃疮莫靥脓浆。遍身浸淫兮，粘被席而最苦；正面肿灌兮，息腥臭而再妨。利多水液兮，此蓄水之病也，水去尽而自止；便多脓血兮，此倒靥之症也，脓去尽而可祥。瘢痕凹凸兮，陷者虚而突者实；痂皮嫩薄兮，里则固而外则疡。邪气尽而正复，痂皮脱而身康。苟幼躯之多病，定余毒之有藏。出或未尽兮，无空痘须防卒暴；发或未透兮，无溃脓必发疳疮。不及期兮早收，毒火陷而可怕；或过期兮不靥，邪气留而堪怅。身热审其虚羸，咽哑观乎呕呛。忽洒淅而肌热兮，知风寒之外感；暴吐泻而腹痛兮，必饮食之内伤。病有苦而眩晕兮，凶多吉少之占；身无邪而昏瞀兮，否去泰来之象。声音不出兮，求诸肺肾之经；斑疹复现兮，责其心脾之脏。疳蚀出血者，难治；洞泄完谷者，莫讲。勿谓痘收而纵驰，勿谓毒去而追遑。正气浸长而未复，邪气方消而未殃。特犯禁忌兮，今即生变；恣食肥甘兮，后必有殃。疥癞腐溃兮，一面黯斑而似鬼；痈疽流注兮，四肢残废而如尪。目肿赤痛兮，冷痘入而成翳；齿宣黑烂兮，热毒浸而溃床。虽曰余毒之为害，抑皆定数之莫防。形容顿改兮，令人骇愕；调治悔迟兮，空自惆怅。谓人不能胜天兮，何以立乎医药；谓医不如用巫兮，安能格乎穹苍。但逢出痘之岁，多求解毒之方。重者必轻兮，轻者不出；凶者变吉兮，吉者何妨。其方则有，其效未尝。与其先事而轻妄，孰若临时以消详。审天气之灾祥兮，必解其郁；视形气之勇怯兮，各平其脏。欲避疠气传染兮，必先择地之善；欲仗药力调护兮，尤要识医之良，惺惺参苏乃发散之妙剂（惺惺散、参苏散），人参通圣诚疫疠之奇方（人参败毒散、防风通圣散）。热而惊悸兮，导赤泻青合用（导赤散、泻青丸），热而焦渴兮，柴胡葛根作汤（小柴胡汤、升麻葛根汤）。自利兮黄芩（黄芩芍药汤），不便兮清凉（四顺清凉饮）。腹痛毒攻兮，匀气散再加枳实；腰痛病剧兮，败毒散更入木香。调元可补兮，表里实者勿饮调元汤；承气可攻兮，脾胃弱者莫尝小承气汤。养正兮，黄芪人参甘草；解毒兮，连翘山豆牛蒡。咽喉痛苦兮，甘桔汤中加大力；斑疹夹出兮，防风散内去硝黄（防风通圣散）。小便赤涩兮，连翘导赤（连翘饮、导赤散）；大便滑泄兮，豆蔻木香（豆蔻丸、木香散）。疮若干枯兮，四物合乎凉膈（四物汤、东垣凉膈散）；痘如黑陷兮，夺命助以水杨（夺命丹、水杨浴法）。赤艳焮肿兮，解毒入生黄归芍（黄连解毒汤）；灰白平塌兮，异功用桂枝芪防（钱氏异功散）。气虚而毒盛者，无价四君枳实（无价散、四君子汤）；血虚而毒盛者，无价四物牛蒡（四物汤）；气血两虚兮，十全无价（十全大补汤）。便溺俱阻兮，八正三黄（八正散、三黄丸），再用胆导之法，以泄毒气之藏。黑陷审其虚实，虚者大补而实者凉膈（十全大补汤、河间凉膈散）。痒塌分其急缓，急者异功，而缓者调阳（陈氏异功散、调阳即调元汤）。昏闷谵妄兮，龙脑膏埶知其妙；虚烦迷乱兮，抱龙丸莫及其良。满面燥痛兮，百花调水（百花膏）；遍身溃烂兮，败草铺床（败草散）。蝉蜕去目中之肤翳（蝉蜕散），苦参治身上之淫疮（苦参丸）。虚热多汗兮，调元汤引用浮麦；食积肠痛兮，脾积丸饮以原汤。饥不喜食兮，异功宜久（钱氏异功散）；渴欲饮水兮，白术可尝（白术散）。败毒通圣允矣，冲阵之先锋（人参败毒散、防风通圣散）；调元异功信乎，殿后之大将（调元汤、钱氏异功散）。大抵医要识症，药不执方。专行温补者，则宗乎文中，喜用凉泻者，则师乎仲阳。不解其书兮，似瞽冥行于溪径；未会其神兮，如矮仰望乎宫墙。叹吾年之耄兮，欲深造而力不足；惧斯道乎晦兮，特发明而言不章。呕尽心肺兮，非欲立异；劳费颊舌兮，岂敢恃长。幸取正于巨眼，徒见笑于大方。

赋　下

疹属君火，气本少阴。传于其子兮，故为脾胃之症；乘于其妻兮，现乎皮毛之分。亦胎毒之所发，因疫疠而成。咳嗽喷嚏兮，辛金烁于丁火；顿闷泣出兮，君主御乎将军。迎而夺之兮，其锋易挫；随而击之兮，其锐难胜。如折勾萌兮，斧斤不用；苟得燎原兮，玉石俱焚。其色如斑兮，摸之有迹；其形似痘兮，视之无津。朝出暮收兮，发之于阳，暮出朝收兮，发之于阴。变化莫测，出没靡定。大抵爱赤而恶黑，治者喜凉而忌温。赤如点朱兮，火明彰显之象；黑如洒墨兮，火郁曛昧之甚。制以酸凉兮，收炎光于丽泽；投以辛热兮，纵赫曦于重明。败毒防风开发斩关之将（人参败毒散、防风通圣散），解毒连翘制伏降虏之兵（黄连解毒汤、连翘饮）。如锦烂

� 熳兮，服化斑而艳敛（化斑汤）；似火熏蒸兮，饮凉膈而热清（东垣凉膈散）。咽痛兮，甘桔牛蒡止咳嗽更能润肺（甘桔汤）；溺涩兮，导赤芍药定惊悸又可凉心（导赤散，一名火府汤）。便秘兮承气胆导（调元承气汤、胆导法）；便泄兮黄芩猪苓（黄芩芍药汤、猪苓汤）。大渴兮，膈焦置瓜蒌于白虎（白虎汤）；苦烦兮，里热加山栀于安神（安神丸）。无伐天和兮，使阴阳之适调；勿犯胃气兮，虽攻补之不尽。痘欲尽发而不留，疹欲尽出而无病。或邪气之郁遏兮，留而不去，或正气之损伤兮，困而未伸。毒归五脏，变有四症；毒归脾胃兮，泄泻不止而变痢；毒归心肝兮，烦热不退而发惊；咳嗽久而血出兮，毒归于肺；牙齿烂而疳蚀兮，毒归于肾。轻者，从制以向善，平之有功；重者，拒敌而肆恶，攻之不胜。热不除者，调元汤加麦冬知母，作搐兮，药以抱龙温惊（琥珀抱龙丸、钱氏温惊丸）；咳不止者，阿胶散（小阿胶散）加杏仁枳实，带血兮，专以补肺太平（钱氏补肺阿胶散、《十药神书》太平丸）。注下兮，异功猪苓泽泻（钱氏异功散），虚滑者大作参苓（参苓白术散），滞下者，异功当归芍药；休息者，少与真人（真人养脏汤），惟有牙疳之病，原呼走马之名，初息臭而腐肉，渐血出而穿龈。内服地黄兮，制其火怪（地黄丸）；外擦蚊蛤兮，杀其䗪精（蚊蛤散）。牙若脱落兮，硼砂之状可畏，声若哑吸兮，狐惑之证难明。应出不出兮，发之初惺惺，次通圣夺命，大发而有准（惺惺散、防风通圣散、夺命丹）。应收不收兮，解之初葛根，次化斑凉膈，大解而最灵（升麻葛根汤、化斑汤、河间凉膈散）。色淡白兮为虚，四物去川芎加红花桂枝（四物汤），色紫黑兮血热，化斑去人参加玄参烧粪（化斑汤）。夺命发斑疹之圣（夺命丹），无价解疫疠之神（无价散）。发不出而烦躁兮，虞不能腊；黑不变而谵妄兮，食不及新。热蒸蒸兮色赤，痢滴滴兮气腥。羸瘦骨肉之脱，瘛疭神识之昏。喘急兮，胸高肩耸；疳烂兮，漏腮缺唇。休夸三世之妙手，难留一息之游魂。岂不闻误服汤丸兮，不如勿药；又不见特犯禁忌兮，可以自省。爱吃咸酸兮，咳嗽连绵而未已；喜啖辛燥兮，火热燔灼而不宁。甘甜过而齿䘌，生冷多而粪清。鸡乃生风之畜，鱼则动火之续。鸡鱼贪而乱食，风火并而起衅。邪反滋甚兮，为斑疹而不息；毒反深入兮，值疫疠而再经。斯则疹之遗毒，亦若痘之余症。欲决内伤，须详外症。目常赤痛兮，青童抱火；鼻常鼽衄兮，素女卧薪。病牙齿以终身兮，玄武困于汤镬；发癫痫而连年兮，朱雀惊于烧林。溲数短涩兮，乃州都之遭火；便溏垢盅兮，必仓廪之被焚。哮喘炎上之象，丹瘤赤熛之形。唇舌多疮兮，门户残烟未熄；咽喉常肿兮，管籥余烬犹存。苟求其故兮，则一言之可尽；欲拔其本兮，岂一旦之能平。噫！此赋之作，效蛙之鸣。词虽鄙俚兮，积如磊石；法则珍秘兮，故曰碎金。（《痘疹心法·卷之一·痘疹碎金赋》）

西江月

痘疹毒从何起，母胎火毒流传，生来秽物下喉咽，藏在命门里面。一旦天行时气，感令相火熬煎，毒从骨髓见皮间，彼此一般传染。

五脏各有形证，认时须要分明，往来潮热睡脾经，呵欠烦闷肝证。咳嗽喷嚏受肺，面红惊悸属心，惟肾清净忌邪侵，手足耳尻俱冷。

五脏各有一症，其间治法难同，肝为水泡肺为脓，大小疮形异种。脾证发为疹子，心经现作斑红，肾为黑陷病多凶，纵有灵丹何用？

痘疹要知顺逆，天时人事相随，大端阳火是根基，若遇阴寒不喜。春夏顺而多吉，秋冬逆以何宜，如逢稠密必凶危，稀少轻为平易。

治法而今不定，清凉温补分明，各持一见论纷纷，且曰予为神圣。解毒喜行凉泄，补中爱使辛温，不明时令与元神，枉自捕风捉影。

假使天时暄热，辛温助为灾殃，严凝凉解雪加霜，病者如何抵挡。勇实再行温补，羸虚又使寒凉，虚虚实实伐元阳，好似隔鞋扒痒。

　　看取时行疫疠，天时热气炎炎，精神肥健又能飧，解毒清凉甚便。若是风寒太甚，虚羸吐泻连绵，此宜温补法为先，又在医人活变。

　　痘疹要知轻重，吉凶顺逆精通，毒轻疮少顺家风，汤药不宜妄用。疮密毒重为逆，皮肤寸寸成脓，此般形证例多凶，仔细扶持休纵。

　　轻者三四次出，头面胸背稀疏，小便清利大便稠，饮食如常充足。重者遍身齐出，状如麻子麦麸，咽痛泄泻闷悠悠，饮食不思可恶。

　　轻者不须服药，重者吉凶难明，出时红点密如蚊，密似针头血浸。头面预先浮肿，皮肤黑燥黄昏，四肢逆冷哑无声，闷乱凶而死症。

　　多有先轻后重，只因触犯风寒，房事不避臭腥传，纵口只思生冷。闲杂人带秽物，诸般禽兽臊膻，庸医术浅误汤丸，反使痘疮改变。

　　重者变轻何以，常常和暖衣衾，房中谨密少人行，饮食如常添进。未见误投汤药，不曾妄啖酸腥，此为人事夺天灵，安可归于有命。

　　要识痘疮死证，无过五证分明，紫黑喘渴闷何宁，痒塌咬牙寒噤。灰白顶隐腹胀，皮嫩易破成坑，泄泻气促见鬼神，声哑头面足冷。

　　既识五般死证，其间吉病如何，疮头饱满作脓窠，任是推磨不破。四畔根儿红活，安眠静睡平和，光壮收靥不蹉跎，管取疥疾勿药。

黑陷干枯肾败，咬牙寒战肝伤，失声气喘肺郎当，泄泻脾虚腹胀。痒塌闷乱心死，狂言见鬼神亡，皮嫩易破气无阳，便血阴崩模样。

首尾不可汗下，汗时腠理开张，风寒易入透斑疮，收靥不齐火旺。误下必犯脾胃，无事自取内伤，泄泻黑陷致倾亡，枉使魂灵飘荡。

大抵痘疮未出，先须升葛参苏，如斯不出汗令疏，红点见时药阻。大便若还秘结，轻轻四顺相扶，假饶自利莫糊涂，只与阎罗掌薄。

调痘无过二法，补中解毒兼行，补中参术草芪苓，枳壳山楂有应。解毒芩连栀柏，连翘枳实防荆，芎归养血妙如神，加减消详前定。

气血要分虚实，但于疮色推求，红焮紫肿血实由，四物内加解毒。灰白中陷气弱，四君子是良谋，略加解毒药相扶，莫使丁香桂附。

但是痘疮初出，如逢热甚昏沉，解毒发散药先行，莫待临渴掘井。桔梗升麻干葛，连翘甘草黄芩，牛蒡栀子木通荆，蝉蜕防风作引。

初出多生惊搐，急将导赤疏通，木通甘草与防风，生地黄连同用。再着辰砂调服，须臾救醒矇眬，此方端的有神功，管取百发百中。

壮热不曾出现，大便秘结难通，癫狂唇裂眼珠红，此证凶危堪痛。急与芩连栀柏，大黄酒炒疏中，连翘恶实❶与木通，贯众射干俱用。

自此出而稠密，认他虚实调医，虚家泄泻色如灰，大补煨姜堪取。若是肿焮红绽，芩连栀柏芎归，翘蒡升葛桔草倚，此个真机

---

❶ 恶实：牛蒡子别名。

妙秘。

色似涂朱满面，疮如蚊蚤伤痕，不消三日丧黄泉，切莫再行丸散。若被父母逼勒，要伊死中求生，但将四物入芩连，翘恶甘栀桔梗。

灰白不能起发，又加泄泻频频，温中妙药不宜停，急急扶危济困。当归黄芩白术，甘草干姜人参，木香诃子及青陈，官桂丁香灵应。

毒甚常生咽痛，可怜饮食难尝，甘桔射干与牛蒡，连翘升麻稳当。若是痘堆颈项，此名锁项恓惶，一朝惆怅命将亡，变作喑哑水呛。

起发状如蚕壳，干枯不见水浆，此名血竭毒归脏，不治必然命丧。当归地黄养血，参芪甘草温良，连翘牛蒡与木香，桔梗青皮发旺。

起发常将捻视，切防黑陷来攻，若见黑陷现其中，药点许多妙用。豌豆七粒烧过，乱发火煅和同，珍珠水浸胭脂红，针破搽时胀肿。

药点转加黑陷，丧门吊客匆匆，百祥牛李及宣风，总是脱空卖弄。不如人猫猪犬，各烧存性和同，木香汤引妙无穷，万两黄金何用。

起发若生瘙痒，此于痒塌差殊，伤寒身痒症相宜，血虫疮窠不愈。宜用疏风凉血，荆防翘恶芎归，生黄干葛木通宜，竹叶引煎痒住。

大抵痘宜胀痛，不宜虚痒颠连，只因饮水冷邪干，心火克而闷乱。外用茵陈艾炷，内服参术调元，若还痒止就回生，又怕抓伤正面。

何以正面怕痒，内含五脏精华，假如破损实堪嗟，气散魂飞魄罢。尤忌先伤正额，心经火带虚邪，几番试验不移差，教与儿孙体察。

相火居于正额，出现胖屑休先，果然额上露其端，记取决依死断。最喜两颐口鼻，始终都在其间，任是稠密势缠绵，到底终无倾险。

起发成浆欲靥，忽然泄泻来攻，此时脾胃不宜空，变出百端可痛。多是内伤饮食，只求药有神功，若还消肿泄淋脓，父母抓魂泣送。

先用人参白术，黄芪炙草煨姜，茯苓诃子及木香，大剂切来温养。不效次求豆蔻，木香陈皮良方，三番只有异功良，此是尽头模样。

记取成浆欲靥，最防厌秽风寒，大黄苍术共烧烟，可解一切秽厌。内服调元饮子，黄芪甘草人参，当归苍术酒芩连，莫犯荆防发散。

到得成浆痘熟，依时都要成痂，若还腐烂臭腥加，此是表虚堪讶。急进参芪归术，荆防苍葛升麻，连翘恶实密蒙花，休得弄真成假。

若是痘疮熟烂，皮破脓血淋滴，内服归术与参芪，恶实连翘官桂。外用多年败草，晒干研细成灰，铺开床席任施为，最解火邪毒气。

痘熟不能收靥，反行破损成疮，一时焦痛甚难当，请问如何开放。但取甘草滑石，辰砂真粉清凉，蜜调涂上便安康，此法不留书上。

有等痘疮正气，缘何日久难收，请君仔细问根由，不可临时差谬。或是曾伤冷水，或因秘结热留，此般治法各推求，不枉秘传妙手。

果是曾伤冷水，湿伤脾胃中虚，脾主肌肉待何如，怪抵血脓流注。可用参芪苍白，青陈甘茯无拘，丁香官桂照方书，救里收表妙处。

如是大便秘结，三朝一七未通，此为热气内蒸烘，因此毒难开纵。内服归黄麻子，大黄略加相攻，再行胆导妙无穷，管取成痂去壅。

收后许多余证，医人各要分明，毒流肝脏目生疗，翳障瞳人隐隐。毒入肺脾痈肿，责归手足太阴，内伤外感一时辰，变出各般怪证。

两目急然肿痛，痘家毒入肝经，轻为浮翳掩瞳人，重则终身废病。去翳菊花蝉蜕，蒙花蒺藜谷精，各为细末共和匀，另用猪肝作引。

痈毒发于肢节，常常脓血不干，不知调理早求安，废疾终身为患。内服千金托里，外涂万病金丹，排脓长肉未为难，任是千金不换。

痘后不宜洗澡，痘疤皮嫩易伤，不知禁忌受寒凉，遍体热生痛僵。此因伤寒劳后，不宜官桂麻黄，只用九味羌活汤，又以补中调养。

痘后或伤饮食，致令腹痛难任，不宜转下损脾经，消导方为对证。白术人参枳实，黄连曲麦青陈，山楂白茯与砂仁，积化腹疼俱定。

痘烂不齐收靥，正面灌瞳流脓，急防两目毒来攻，解毒清凉好用。酒炒芩连栀柏，连翘蝉蜕木通，升麻蒡子苦参同，细研酒丸酒送。

大凡痘疮一证，名为百岁圣疮，如龙退骨换心肠，又似蝉蜕壳样。出现光壮收靥，落痂颜色相当，不宜黑色在中央，犯着实为魔障。

痘疮终始日子，难以定日为言，俗人不达妙中玄，专把日期来算。人有虚实勇怯，毒分疏密浅深，密深虚怯定绵延，勇实浅疏日短。

痘疮苦难捉摸，假如用药如何，常行参术芎归多，甘草黄芪白芍。枳壳木通粘子❶，连翘桔梗相和，青皮木香茯苓诃，调理阴阳不错。

痘疮若见血证，或从口鼻长流，从口出者势多凶，从奔鼻出者可救。药用当归芍药，川芎生地升麻，姜炒黄连入内加，服讫血止不怕。

大便若下血饼，痘色灰黑其形，六脉浮洪气纷纷，定是脏腑热蕴。白术猪苓泽泻，更兼肉桂赤苓，生地加入内中存，一服血止为幸。

痘疮虽已泛涨，若见脓不贯充，此为气血内虚空，大补汤宜急用。当归川芎白芍，地黄人参相同，肉桂白术茯苓从，甘草黄芪炙用。

出痘要知吉凶，须将部位消详，如从腮颊及成浆，口唇鼻边先放。此者当为吉论，其他正额堪防，天庭方广两眉眶，切忌如丹模样。（《片玉痘疹·卷之二·痘疹》）

痘疮始终歌方

痘疮发热多昏睡，呵欠喷嚏又惊悸，或吐或泄寒热生，耳足微凉为少异。

---

❶ 粘子：即鼠粘子，牛蒡子别名。

痘疮常治法，初用羌活汤，出后大补散，祖传别有方。

羌活防风升麻葛，桔梗甘草赤芍药，前胡柴胡牛蒡炒，连翘酒洗如神脱。

大补散内用参芪，川芎当归青陈皮，甘草白芍牛蒡炒，连翘木通一剂宜。

痘疹发微热，头面出来稀，颈项胸前少，红润又兼肥。大小便如常，饮食似平时，精神更精爽，出靥尽如期，此是好消息，何劳妙手医。

热甚又烦躁，精神不明了，大小便闭涩，吐泻或吐呕。虚肿咽喉呛，渴甚食渐少，饮食都不思，闷乱眼又胀，肚胀气上喘，个个必死亡。

第一发，羌活防风荆芥枯，升麻干葛赤芍药，木通连翘甘草节。

第二散，升麻干葛赤芍好，防风木通荆芥穗，甘桔连翘牛蒡炒。

第三消，甘桔荆防赤芍翘，升麻木通牛蒡子，酒炒芩栀解毒高。

第四除，荆防甘桔木通拘，酒炒芩栀翘赤芍，归梢生地鼠粘如。

（《片玉痘疹・卷之四・痘疮始终歌方》）

第五斑，归梢赤芍鼠翘甘，生地木通荆芥穗，芩栀酒炒退红鲜。

第六毒，当归赤芍生地助，甘草木通牛蒡子，枳壳连翘加赤茯。

第七解，当归白芍黄芪采，木通枳壳生甘草，荆芥防风还可买。

第八调，人参黄芪甘草谋，木通归身白芍药，陈皮枳壳白芷梢。

第九和，参芪白术不用多，白芍当归甘草炙，陈皮枳壳茯苓多。

第十保，参芪白术炙甘草，当归白芍生地黄，枳壳陈皮山楂讨。

第十一养，黄芪人参白术讲，归身白芍白茯苓，甘草陈皮气血长。

第十二病，参芪白术甘草定，归身白芍麦门冬，陈皮茯苓方可进。

第十三身，参芪白术甘茯苓，归身麦冬白芍药，陈皮青皮山楂寻。

第十四安，参芪归术茯苓甘，白芍川芎麦地黄，青皮山楂枣同煎。

痘初如作泻，火甚里又热，黄芩白芍药，升麻甘草节，木通赤茯苓，泻止添欢悦。

痘中如作泻，人参白术切，茯苓炙甘草，白芍官桂设，更加诃子肉，补中兼劫涩。

痘疮如秘结，导法真可绝，芩栀用酒炒，通翘甘枳桔。紫草生地黄，麻仁润干涩，甚加酒大黄，谨慎勿妄泻。

痘疮如作渴，火甚津液涸，人参麦门冬，升麻白粉葛。知母生地黄，天花粉一合，甘草酒芩连，此法永不错。

痘疮太红艳，血热防多变，归梢生地黄，赤芍紫草见。升麻木通翘，荆防牛蒡研，甘草酒芩栀，不退有后患。

痘疮灰白色，气血两虚说，归芎赤芍药，参芪甘草节。木香桂少加，生地能活血，食少加陈皮，渴多麦门冬。

痘疮黑陷枯，当归赤芍求，生黄甘草节，防风荆芥牛。木通翘紫草，人参正气扶，麻黄蜜酒炒，烧粪解人忧。

痘疮如腹胀，看他大便样，便结里气实，急用酒大黄。枳壳槟榔朴，再用胆导方，泄泻里气虚，参术茯木香，青皮炒厚朴，枳壳腹皮姜。

痘疮出太红，血热用归梢，生地赤芍桔，防风红花甘，木通牛蒡子，连翘淡竹叶。

痘疮出密要解毒，甘桔荆防蒡翘助，青皮山楂赤芍药，红花木通要常服，起发之时加当归，匀气和血补不足。

痘收破皮不结痂，人参黄芪甘草佳，白术防风香白芷，青皮七味免咨嗟。（《片玉痘疹·卷之四·痘疮始终歌方》）

痘疹总论方略

痘疹本是胎时结，发时须待际时行，
如逢疫疠将行后，预解汤丸最有灵。

预知痘疹吉凶机，气色俱于面部推，
年寿山根尤紧要，红黄吉兆黑有危。
未病之先有上工，能言轻重吉和凶，
不离气色分清浊，脏腑几微阿睹中。

首尾汗下须不宜，刻舟求剑岂通医，
若分虚实能机变，可夺乾坤造化机。

始终通便自调佳，便若艰难事可嗟，
腹胀喘呼多壅遏，急行疏导免留邪。

痘疹证候贵和中，胃气之中最要清，
弦急浮洪休太过，微迟短涩是虚因。

损塌方将倒陷时，急凭神物强扶持，
虚中补痘无流毒，复肿成脓吉可知。

陷伏须分实与虚，莫将补泻混同施，
若能临症加斟酌，起死回生只一时。

痘疹伤寒症一般，上工临病把书看，
莫将汗下轻相试，解表和中命快然。

痘疹为阳待热成，微微发热始和平，
假如大热身如火，解毒常教小便清。

始终能食最为良，平日为人脾胃强，
食少即防中气弱，淹留引人变疡疮。

最宜安静号和平，表里无邪志自宁，
忽然躁烦宜详审，又怕亡神转闷昏。

治痘先须顺四时，风寒暑温一同推，
莫教异气来相触，反复灾危在霎时。

痘虚皆言要补脾，补中有害少人知，
虚虚实实休轻放，审症施方贵合宜。（《片玉痘疹·卷之五·痘疹总
论方略》）

发热症治歌括

痘证未形先发热，吉凶轻重如何说，
热轻毒浅吉堪云，热重毒深凶可说。

发热而渴热在里，切忌生冷及冷水，
生津解毒口中和，小渴任之而已矣。

发热腹中急痛时，毒攻于里不须疑，
大便秘结宜攻下，莫待临危悔却迟。

发热腹内痛，斑疮腹内攻，
发多防不远，发少更防痈。

发热腰痛毒气深，几人此病得惺惺，
人参败毒真奇绝，痛减疮稀免殒倾。

惟有痘疮能发搐，要识病源属肝木，
木能胜土又归心，风火相争脾不足。

发热吐泄如并作，上下毒出无郁兆，
三焦火甚热中求，日久不止脾胃弱。

发热狂言如见鬼，神识不清毒深取，
镇神解毒以平期，一向不止应不起。

遍身发热四肢寒，脾胃虚弱理须参，
补中益气令和暖，疮盛仍前急买棺。

发热熏蒸血妄行，不知何道血如便，
但从鼻出方无忌，别道来时总不应。

昼夜发热浑不歇，口舌生疮唇破裂，
咽喉塞痛食难尝，解毒黄连合甘桔。

发热身汗不须医，腠理疏通毒发稀，
如恐汗多阳气弱，调元端的有神奇。

寒热往来且战兢，表虚邪正得相争，
但得柴葛加官桂，入口能教大势平。

发热绵绵不见形，其中凶吉事难明，
解肌托里须斟酌，施治详明内外因。

发表时节少定方，古人专用葛根汤，
能通权变知增减，何必多方立纪纲。

解毒升麻汤最良，红斑虽见饮何妨，
时师胶柱无通变，一见红斑不敢尝。（《片玉痘疹·卷之六·发热症
治歌括》）

痘疹发热似伤寒，症治分门不一般，
疏解透肌斑毒出，阴阳和杨少留连。（《痘疹心法·卷之十三·发热
症治歌括》）

[诗后附案]

邑令公云阁朱公，子九岁，庚申三月发热呕吐，召全视之。全曰：痘也。公曰：不然，昔在蜀已出过，痘迹固在。全曰：此水痘瘢迹，非正痘瘢也。公又坚执为伤食。全辨之曰：痘疹发热，与伤寒、伤食相似，伤寒发热则面红，手足微温；伤食则面黄白，手足壮热；痘疹发热，男则面黄体凉，女则面赤腮燥，其足俱凉。今公子身热面黄足凉，乃痘疹也。经云：痘乃胎毒，五脏各具一症，发热呵欠、惊悸，心也；项急顿闷，肝也；咳嗽喷嚏，肺也；吐泻昏睡，脾也；耳凉骹凉足凉，肾也。以此论之，乃痘症，非伤食也。公又曰：未见五脏诸症，只呕吐足凉，恐非痘也。全曰：公子脾胃素弱，痘毒乘虚，故发在脾，但见呕吐一症，热才三日，姑俟明旦再议。次日以灯视之，皮下隐隐红点而唇边已报痘矣。公惟一子，心甚忧惧，全告曰：颗粒分明，部位正当，此顺痘也。公问宜服何药，全曰：痘无病，不宜服药，但适寒温，调其饮食，期十三日安。后果然。（《痘疹心法·卷之十三·发热症治歌括》）

发表时师少定方，古人专主葛根汤，
能通权变知增损，何必多方立纪纲。

解表升麻汤最良，红斑虽见饮何妨，
时师胶柱无通变，才见红斑不敢尝。

痘疹未形先发热，吉凶轻重如何别，
热微毒少吉堪言，热甚毒多凶可决。

发热大渴热在中，舌燥唇焦毒火攻，
莫比寻常些小渴，养阴解毒有神功。

热时腹痛阵难禁，脏腑之中毒气侵，
发热疏通如痛减，切防陷伏变非轻。

发热腰疼最可讶，膀胱传肾变凶邪，

急宜解散阴中火，莫待流殃却痛嗟。（《痘疹心法·卷之十三·发热症治歌括》）

[诗后附案]

英山一富家子，年十六患痘。发热腰痛，来请予治，予问：曾婚否？曰：未也。连进人参败毒散，二服痛止，痘出而安。若曾有房室者，不可治也。（《痘疹心法·卷之十三·发热症治歌括》）

腰痛虽云大不祥，女轻男重更消详，

未婚可许真元固，已娶堪忧相火狂。

惟有斑疹能作搐，要识病源属肝木，

木能胜脾又归心，风火相争多不足。（《痘疹心法·卷之十三·发热症治歌括》）

[诗后附案]

邑人胡元溪，一子甚珍爱，未痘，延予视之，予曰：令嗣五岳端立，三关明润，骨坚肉实，神俊气清，出痘必疏。壬寅五月末旬，发热作搐，元溪夫妇忧惶无措。予曰：此佳兆也。以辰砂散投之，搐止痘出。予又曰：凡痘疮起胀，未有头面不肿者，此痘颗粒紧小，必不大肿面貌如常，期十二日而安。果然。

予次男邦孝，辛卯春，方四岁，发热卒惊而绝，其母大哭。予曰：此痘疹也。乃掐合谷，得苏，与导赤散、泻青丸一服而搐止，痘出甚密，幸无他病，十三日而靥。予时制满起复，追崔宗师至枣阳，往返半月抵家，又出疹愈。（《痘疹心法·卷之十三·发热症治歌括》）

发热吐利如并作，上下毒出无壅遏，

三焦火邪热中求，日久不休脾胃弱。（《痘疹心法·卷之十三·发热症治歌括》）

[诗后附案]

邑人胡玉峰第三子，方二岁，染痘自利，三日不止，请予治之。彼欲进理中汤加诃子、肉豆蔻。予曰：不可。此协热利也，宜用黄芩芍药汤，但观其形色，利当自止，不必服药。次日痘出，利果止。

一小儿发热之时，自利大孔如竹筒状，清水流出，逆症也。予思乃火甚于内，肺金不行收令也，以黄芩芍药汤加乌梅，一服而利止。（《痘疹心法·卷之十三·发热症治歌括》）

发热谵妄如见鬼，神识不清毒在里，

镇神解毒以平期，一向不休病不起。（《痘疹心法·卷之十三·发热症治歌括》）

[诗后附案]

邑人胡三溪子，己酉冬痘，时常以手自掩其面，身下缩，频呼曰：我怕。若有所见者。请予视之，予曰：逆症也。经曰：肾败者失志，目中见鬼，死不治。钱氏云：肾病则下窜。此痘发于肾，不可为也。果然。

本邑周璜子，年十三染痘，发热五日，痘不出，发狂谵语。请予治之。予往，见其族兄周尚贵在，亦明医也，乃问曾服药否？曰：连进保元汤三剂矣。予曰：误矣，犯实实之戒也。凡治痘者，发热之初，惊者平之，渴者润之，吐利者和之，便秘者利之，热甚者解之，如无他症，不须服药。今观此子元气素厚，饮食风强，乃以保元汤助火为邪，毒气郁遏，至于狂妄。热已剧矣，宜急下之。与三黄汤得利，狂止痘出，至十七日乃屬。（《痘疹心法·卷之十三·发热症治歌括》）

身上蒸人手足厥，曾多吐利脾虚怯，

补中发表要兼行，莫向人前浪饶舌。

发热之时血妄行，不知何道血先奔，

但从鼻出宜凉解，别道来时可痛心。

昼夜如蒸热不已，消详内外分调理，
假如咽痛食难尝，急解咽喉无后悔。

发热浑身汗漐漐，阴阳和畅宜沾湿，
热从汗减毒从出，汗泄不休须早治。

壮热恶寒形似疟，邪正交争荣卫弱，
莫将寒战妄猜疑，发热何曾闻此恶。（《痘疹心法·卷之十三·发热症治歌括》）

[诗后附案]

吾长孙祖善，邦孝长子，二岁时染痘，发热，三日内忽寒战似疟，孝泣曰：死矣。予笑曰：尔为医，救病如篙工，然忽遇风浪，手足自乱，何以渡人？此儿元气充盛，毒气微少，邪不胜正，故作寒战而退，试观其痕痘必少也。果止，五七粒，七日愈。（《痘疹心法·卷之十三·发热症治歌括》）

发热之初便咬牙，心肝热壅势堪嗟，
早分形症施方法，莫向东风恨落花。（《痘疹心法·卷之十三·发热症治歌括》）

发热之时喘息频，喉中涎响势堪惊，
急宜解散真高火，勿使炎威烁肺金。

未发痘疮先发痈，根案坚硬色鲜红，
此名痘母休轻视，纵有灵丹也不中。（《痘疹心法·卷之十三·发热症治歌括》）

[诗后附案]

麻城周愚斋长媳，寡，惟一女，出痘，使使延予。予问状，曰：发热五日余，未见痘出，但背上发一肿毒。予曰：不可治也。非痈，乃痘母也。三日后果有凶闻。（《痘疹心法·卷之十三·发热症治歌括》）

见形症治歌括

发热三朝痘出稀，此为吉兆不须医，
先期痘甚浑无制，过此多因气血虚。

痘出迟迟有数般，皮肤闭塞属风寒，
里虚吐泄宜分治，痘壅三焦治却难。

应出不出起如何，发表奇方效验多，
腹胀便坚烦闷苦，消斑承气救沉疴。

痘出热退毒已尽，热如不减毒之甚，
累累常出无定期，外面最怕怪形症。

出现先观面部中，其间吉凶妙难通，
绕唇夹颊方为吉，额上眉中总是凶。

头面呼为元首尊，咽喉紧隘譬关津，
莫教痘疹多稠密，锁项蒙头事可惊。

头面胸前总要稀，四肢多也不须疑，
遍身碎密多惆怅，疏解当教发透齐。

痘疮磊落最为奇，只怕相粘聚作堆，
蚕壳蛇皮生不久，蚤斑蚊迹鬼相随。

一出形来艳色娇，定知皮嫩不坚牢，
溶溶破损生难久，个个成浆喜气饶。

最怕头焦乌焯焯，又愁皮嫩水溶溶，
头焦变黑多归肾，皮嫩须防痒塌攻。

痘疮切要解咽喉，喉痹咽疮毒火烧，
只恐一朝封管籥，锁喉声哑却徒劳。

若恐斑疮入眼中，膏煎黄柏妙无穷，
但观眼内多红赤，急泻心肝免毒攻。

痘疮只出一般奇，疹斑夹出却非宜，
消疹化斑宜解散，若还不解势倾危。

病标才见两三形，爬掐浑身痒不停，
此是火邪留腠理，急须发散泻肝心。

口中腥臭气来冲，邪火相冲作肺痈，
清金泻火须知急，如过七日枉施工。

皮中簇簇如寒粟，肉肿隆隆似热瘤，
如此岂能多延日，哀哉不久赴冥都。

出形未定先涵水，起发之时便戴浆，
脓水未成收靥急，十人得此九人亡。

鼻如灶突面若黑，皮似涂朱或橘容，
咽喉唇舌痘丛聚，如此谁人得建功。（《片玉痘疹·卷之七·见形症治歌括》）

起发症治歌括

五六日间起发时，时医计日强猜疑，
不知毒气分深浅，妄执方书只补脾。

起发如期贵适中，过与不及类吉凶，
先期痘出充肤腠，过此斑疹腹里壅。

出形已定视根窠，红活充肥气象和，
若是青干并紫黑，急宜解散莫蹉跎。

大抵痘标只要稀，如斯平顺不须医，
若然稠密休轻易，解毒常常虑险危。

郛郭充肥完且坚，色多苍蜡或红鲜，
如逢破损多器薄，纵有良方命不全。

痘起之时辨色形，气血虚寒实热分，
莫教差错分毫厘，仔细消详补泻清。

四围起发陷居中，中气亏虚尚未通，
若是中枯成黑子，此名疔痘不相同。

中心微起四围干，不久焦枯变一般，
毒火熏蒸津液竭，开关起籥治应难。

痘疔治法古多般，只要开通毒气先，
解毒透肌令发散，胭脂四圣保平安。

黑陷疮中最可嫌，此名恶候古今传，
莫教出见浑身上，纵有灵丹治亦难。

灰白迟延顶又平，紫红嫩肿候须明，
只将气血分虚实，莫学庸医执一论。

一发便如锡饼形，皮肤浮肿势峥嵘，
其人能食方无虑，不食昏迷鬼伴行。

起发之初未试浆，口唇疮色早焦黄，
如斯恶候无人识，慢自多方立纪纲。

起发疮头带白浆，不拘何处总为殃，
慢夸妙手通仙诀，七日之中见不详。

发时磊落最堪夸，相申牵连事可嗟，
若又四围添小粟，定然瘙痒症来加。

起发常时验四肢，发如不透或凶危，
此缘脾胃多虚弱，发散还须当补脾。

变轻变重生斯时，调养看承勿纵驰，
祸发卒然难救治，噬脐束手悔时迟。

自此常宜大便坚，如常调理保无艰，
若逢泄泻无休歇，寒热须叫仔细参。

其人能食素脾强，大便虽清也不妨，
但用补中消导药，二陈君子是奇方。

起发头面预肿时，大头时气可兼医，
疮宜磊落色宜润，反此须防命必堕。

头面肿胖闭双睛，此为恶症谨关心，
未及收靥生瘙痒，退肿开明事不宁。

痘疮痛痒作何凭，痒虚痛实自分明，
都来痛者终为吉，诸痒缘无一吉云。

起发之时热渴加，火邪内迫事堪嗟，
急宜解毒生津液，休得俄然恨落花。

几番起发便无声，咬牙憎寒神识昏，
干呕错喉痰气急，泻青腹胀总归冥。

病人呕秽势堪惊，莫认寒邪在胃停，
妄进汤丸如拙匠，内伤脏腑死将临。

遍身稠密发未透，啼哭呻吟更烦躁，
狂言妄语见鬼神，脏腑败伤大限到。（《片玉痘疹·卷之八·起发症
治歌括》）

起发已透渐成脓，毒随脓化语无凶，
或成空壳及清水，毒气流连虑保终。

遍身毒已化为脓，只怕形生变症攻，
莫言无事因循过，凶吉灾祥反掌中。

四肢温暖最相宜，寒热乖常势渐危，
补泻中间能谨慎，折肱端的是良医。

养浆安静始为期，战惕鸣牙总不宜，
痛痒躁烦双足冷，纵然卢扁也难医。

有脓有血毒归疮，只要其人正气强，
莫遣中虚生吐泻，功亏一篑费消详。

身外诸疮脓血成，咽喉从此要和平，
反加呛水声音哑，咽烂喉穿敢料生。

起陷平尖脚润红，窠囊饱满尽成脓，
自然色气却如式，略见差池便不同。

养浆时怕痒来攻，用心调护拯疲癃，
不分干湿皆凶兆，只要成疮有血脓。

正面将脓早破伤，依然肿灌后成疮，
莫嗟败面留残喘，肿若消时可断肠。

眉心鼻准耳轮边，唇口诸疮要活鲜，
但有焦枯并黑靥，慢求医卜早寻棺。

待得成浆便得浆，切防干塌见空囊，
是名倒陷多乖证，治此须知各有方。

额上浑如沸水浇，溶溶破烂不坚牢，
渐延两颊多亏损，泄尽元阳死莫逃。

疮头有孔出脓侵，聚结成堆鸡屎形，
此个未闻人救得，不须医治费辛勤。

臂膊腰臀久着床，好疮坚实自无伤，
如逢破烂无脓水，未见何人命久长。

略见浆脓谨护持，莫教人物往来驰，

邪风秽气相侵触，变乱无常悔却迟。

脓血淋漓心脏虚，舍空神乱似邪如，
妄言睡语难甦醒，养血安神病自除。

疮成腹痛是何因，便秘腹中燥粪侵，
误伤生冷成斯证，补泻中和病即宁。

痘毒无邪脓血成，忽然腹胀气攻行，
此因多伤饮食起，消导分明病自宁。

痘疮尽说待脓成，谁知脓成未足凭，
饱满坚牢诚可爱，塌平淫湿又堪惊。

除却诸般险逆疮，且将顺正与推详，
缘何到得成浆日，又有凶危不可量。（《片玉痘疹·卷之九·成实症治歌括》）

五六日间起发时，俗师计日岂曾知，
不分虚实论轻重，偏执方书只补脾。（《痘疹心法·卷之十五·起发症治歌括》）

[诗后附案]

蕲水萝野松，年十六出痘，其父月湖延予视之。予往，先有张医在。张之言曰：凡出痘者，春夏为顺，秋冬为逆，今冬出痘时逆也。痘起发头面要肿，今被寒气郁遏，毒不得出，故头面不肿，证逆也。奈何？予曰：不然。春夏为顺，秋冬为逆，非以时言，以痘症言也。盖春夏者，发生长养之令也；秋冬者，收敛闭藏之令也。痘本阳毒，自出现而起发，自起发而成脓。如苗而秀，秀而实，故曰春夏为顺；如应出不出，应发不发，谓之陷伏，故曰秋冬为逆。头面不肿者，顺痘也；头面浮肿者，险痘也；头面浮肿者，逆痘也。今痘本磊落，尖圆坚实，其毒轻微，故起发而头面不肿。若顶平根阔，肌肉鲜红，此为毒甚，不待起发而头面先肿矣。张曰：起发太迟，由虚寒始，宜服温补。予曰：痘无病，不须服药。吾观此痘红润鲜明，表气实也；大小便调理，气实也；无热无渴，无他病也。于此补之，谓之实实。公且止。吾计十数日必收靥矣。果未尝进一刀圭药也。（《痘疹心法·卷之十五·起发症治歌括》）

> 大抵疮标只要稀，毒轻疮少不须医，
> 若逢稠密毒邪甚，解毒和中早烛机。

> 几多先密后稀疏，便有先疏后稠密，
> 不是良工曾见惯，他将怪变问师巫。

> 先后大小尽出齐，以渐起发适如期，
> 尖圆红活都光壮，表里无邪福所归。

> 起发如期贵适中，太迟大骤类成凶，
> 谁知骤发亦骤陷，发若迟时毒复壅。

> 痘子如今出已匀，可知形状重和轻，
> 莫将汤液求奇中，治不乖方藻鉴明。

> 变轻变重转移间，莫道人为不胜天，
> 堪笑愚夫多不晓，空谈气数盖前愆。

> 疮痘起发辨形色，人身之中惟气血，
> 虚实寒热此中求，仔细消祥行补泻。

> 起发迟迟顶又平，色多灰白气虚论，
> 萦红血热须清解，枯萎还从不足云。

> 疮痘起发视根窠，红活充肥血气和，
> 若是干枯青紫黯，急宜养血莫蹉跎。

> 渐长尖圆厚且坚，其形光壮色红鲜，
> 气充血旺无亏欠，平陷浮囊气不全。（《痘疹心法·卷之十五·起发症治歌括》）

[诗后附案]

邑人胡半峰，子五岁出痘，起发时，顶平而陷，请予视之。予曰：顺痘也。凡出痘者，以气血和平为主，尖圆坚实者，气也；红活明润者，血也；红活平陷者，血至而气不足也；圆实而色白者，气至而血不足也；平塌灰白者，气血俱不足也；嫩肿红绽，气血俱有热也。令嗣痘出既密，时日未到，气血未周，以渐起发，得其常也，故曰顺痘，不须服药。已果然。（《痘疹心法·卷之十五·起发症治歌括》）

四围沸起陷居中，胃气亏虚发未通，
外白中心成黑点，是名鬼痘急宜攻。

中心凸起四沿平，外黑里红一例论，
此是表邪多壅遏，疏邪发表令调匀。

发时磊落最堪夸，三五粘连便不佳，
若是糊涂成一块，切防瘙痒又来加。

自此常宜大便坚，如常调润更清安，
莫将汤剂轻投试，偏热偏寒变易生。

其人能食素脾强，大便虽溏也不妨，
切莫汤丸将峻补，反增里热作余殃。

忽然暴泄势堪惊，毒入大肠亦有因，
勿待内虚成倒陷，上工治病贵能迎。（《痘疹心法·卷之十五·起发症治歌括》）

起发时常验手足，发如不透多反复，
此宜脾胃弱中求，尚怕差迟作痈毒。

[诗后附案]

蕲水汪沙溪子痘出脓成时，头面腹背皆饱满，惟手足自肘膝至掌指犹未起发，予惊曰："脾主四肢，此子脾胃何甚弱也。"祖母叶氏曰："吾孙生三日母即死，是吾嚼粥饭养大也。"予用建中汤加黄芪、防风，只一服而疹尽起，肿作脓矣。时沙溪夫妇信奉鲁湖黑神于家，此子寄名于神，未出痘先，神降童云；坛保吾老黑承管，只要痘出得少，至是痘甚密。予等朝夕笑玩，以计逐之使去。（《痘疹心法·卷之十五·起发症治歌括》）

头面斑疮总属阳，升生浮长类相当，
微微渐肿疮红润，骤肿疮平可预防。

起发之初未试浆，口唇疮色早焦黄，
如斯恶候无人识，待得收时作祸殃。

起发疮头带白浆，不知何处便非祥，
谩夸国手移天力，空自叨叨说验方。

出形未定先涵水，起发之初便戴浆，
脓水未成收靥急，不堪有此命终亡。（《痘疹心法·卷之十五·起发症治歌括》）

[诗后附案]

蕲水李望松在监时，其子一岁，在家中出痘，请吾往视之，起发时都是水痘。予曰：痘乃胎毒，五脏各具一症：肝为水疱，肺为脓疱，心为斑，脾为疹，肾为黑陷。此乃肝脏之证，喜皮厚肉坚而色苍蜡。若皮薄色娇不可治也。乃以四君子汤加黄芪、防风、牛蒡子，母子同服，十三日安。

邑令君梁厚村公子出痘，起发时多成脓疱，请予治之。予告曰：此险痘也，治太晚矣。公曰：但尽尔术。越二日，瘙痒作而殒。

英山郑雨川子，九岁出痘，起发时额上两颊皆成水疱，吾曰：逆痘，不可治也。痘症自有次序，初出一点，血化为水，水化为脓，脓成而毒解矣，有如苗而秀，秀而实。今方苗而秀，吾恐早发还先萎也，七日后再论。未及七日，大痒而死。（《痘疹心法·卷之十五·起发症治歌括》）

最爱尖圆成个个，生憎坚硬作堆堆，
非瘤非核非痈肿，怪事令人叹几回。

起发浑如汤火伤，枯连成疱水洋洋，
皮肤溃烂真元散，鹤唳猿啼到北邙。（《痘疹心法·卷之十五·起发症治歌括》）

起发一齐如锡面，皮肤浮肿形容变，
其人能食乃为佳，食减气虚作凶断。

[诗后附案]

一小儿出痘甚密，不甚起发，面如锡饼，食少而渴。一医欲投木香散，予曰：此儿无吐泻里虚之症，不可用也。乃以保元汤加当归、赤芍、防风、桔梗、牛蒡子，调理而安。（《痘疹心法·卷之十五·起发症治歌括》）

热有大小治不同，古人取譬似蒸笼，
不知邪气分深浅，妄治何能得适中。

发热痛痒是何因，痛实痒虚理自明，
大凡痛者终多吉，诸痒曾无一吉云。（《痘疹心法·卷之十五·起发症治歌括》）

[诗后附案]

一小儿起发作痒，予曰：诸痒为虚，此非虚也，乃火邪也，人以汤沃之，火炙而痒，可以例推。乃用升麻葛根汤加防风、荆芥、紫背浮萍，只一服而瘁止。

一小儿痘起发时，痘疮作痛而呻吟。予曰：痘胀作痛者佳，脓成痛自止矣。今痛太甚者，血热也。升麻葛根汤加红花、连翘、牛蒡子、忍冬花，服之即止。(《痘疹心法·卷之十五·起发症治歌括》)

腹胀之候最不佳，痘疮有此可伤嗟，
气和自尔无烦满，毒气壅留势渐加。

出尽方将起发期，个中干黑令生疑，
此为黑陷休轻视，渐变加多不可为。(《痘疹心法·卷之十五·起发症治歌括》)

[诗后附案]

邑令君朱云阁公子出痘，至起发时，项后手背有二痘变黑者，摸之则痛。此痘疔也，急取胭脂数贴，水浸取汁涂之，尽汁而止。次日视之，已红莹起发矣。

邑人汪我溪子出痘，起发时有变黑者，予以云阁公子之事语之，教取胭脂汁涂之，其内周氏不听，予谓我溪曰：不用吾言，蔓延不可为也。后果一身尽成黑痘而塌，复出一层又塌，如此者三而卒。

王思泉子出痘，起发时渐变黑，急请予治，已蔓延一身矣。其兄少峰议曰：吾闻痘疮变黑归肾者不治。公谓何如？予曰：黑痘有二症，一则干枯变黑者，此名倒陷，乃邪火太炽，真水已涸，故曰归肾不治。一则痘色变黑，未至干塌，此疫毒之气，所谓火发而曛昧者也。令侄之痘，正是此类，吾能治之。乃用当归梢、生地黄、赤芍药、酒红花以凉血，黄芪、人参、生甘草以泻火补元气，酒炒芩、连、牛蒡子、连翘、升麻以解毒，防风、荆芥以疏表，每剂入烧人屎一钱。连进十三剂，痘色转红，脓成而收靥矣。少峰曰：吾未见能治黑痘者，人夺天巧，信哉！

李良臣子出痘，至起发时变黑而干，急延予治，乃问：其大小便何如？乳母答曰：自初发热，到今未大便。曰：此热盛于内，宜急解之。因制一方，用麻黄（酒蜜拌炒焦黑）、红花子、紫草、人中黄、连翘、酒蒸大黄、烧人屎，水煎服。外用胆导法取下燥屎，痘转红活，后以四物汤去川芎，加紫草、木通、枳壳、生甘草，调理收靥而安。（《痘疹心法·卷之十五·起发症治歌括》）

陷伏恶候古今传，变黑谁知有数般，
痘疹不宜轻见此，徒夸五色大还丹。

痘疔治法果多方，只要疏通解散良，
不使毒邪当伏陷，得行权处勿泥常。（《痘疹心法·卷之十五·起发症治歌括》）

[诗后附案]

蕲水汪白石出痘，方八岁，请予往治。起发时有黑枯者，予曰：此痘疔也。乃用四圣散，胭脂汁调，银簪拨开痘头涂之，即转红活，亦不延蔓，数日后应收不收。问之，不更衣七日矣，知其肠内燥结，其家信佛事，禁杀，予强取猪肉，烂煮，和汁与食，果肠润便通，痘旋收靥。

英山郑鄙子，三岁出痘，请予往治。起发时肩膊腰臀间，有数个干黑者。急以胭脂汁调四圣散，银簪拨开痘顶，入药于中，须臾起发红活，亦不延蔓。时鄙叔郑斗门善医，同在调理，因问予曰：痘疮变黑，有可治，有不可治者，何也？予曰：痘疮变黑，其症为逆，治之贵早，不可缓也。缓则延蔓传变，倏出倏没，迤逦而死矣。治此症者，亦有数法，如四围有水，中心黑陷者，只用胭脂涂法，须频频作之，直待转红起胖而止；如痘子干黑，根脚坚硬者，可用四圣散，即今之治法也；若皮肉不活，根脚不肿者，决死勿治；若起发有水，顶平而黑者，宜内服凉血解毒药加烧人屎，外用胭脂涂法；若大便不通者，此里热熏蒸得之，宜内服四物、三黄汤，外用胆导法，得利后而变红活也；若泄泻者，此虚寒也，宜用保元汤加木香、桂；如尽干黑，烦躁闷乱者，决死不可治。斗门拱手称谢曰：名下无虚士，敬受教。（《痘疹心法·卷之十五·起发症治歌括》）

几经发疱多凶恶，原有疮瘢休认错，
痘集成丛肌肉败，色多青紫宜敷药。

疮多平陷发未透，时日已过增烦躁，
啼哭呻吟不忍闻，何堪谵妄又狂叫。

发热推来几日经，时时烦躁未曾停，
如狂屎黑知瘀血，不尔还为燥屎论。

口中气出臭冲人，饮食俱难又失声，
寒战咬牙多闷乱，体寒呕泻总归冥。

痘疮起发肿为奇，头面预肿又不宜，
五脏精华从此散，真人独跨彩凤归。（《痘疹心法·卷之十五·起发
症治歌括》）

出见症治歌括

热蒸三日痘现形，此为常候不须评，
过期不及多乖气，论治先分虚实因。

发热微微报痘疏，未曾起发早先收，
此名试痘休空喜，一涌齐来甚可忧。（《痘疹心法·卷之十四·出见
症治歌括》）

[诗后附案]

蕲水李双溪家出痘，长子病痘死，次子出痘三四粒，未起发而
隐，身亦无热。幼子病，请予往。予曰：小令嗣神采明润，形体充
实，出痘必轻。次令嗣气色昏黯，精神倦怠，出痘必重。众皆曰：

已出过三二粒收矣。予曰：不然。痘出虽有轻重，未有不成脓结痂者。先者试痘，其症为逆，身无热，伏在内也。时一日者，言次君有大灾，如予言，众哂之。数日，次子作大热，痘齐涌出，身无空肤。予用参、芪、归、芎、甘草节以养气血，荆、防、木通、青皮、牛蒡子、连翘、金银花、酒炒芩、栀、桔梗以解毒，作大剂，一日一服，调理至十三日后，遍身溃烂，不即收靥，予改用十全大补汤去桂加白芷、防风，外用败草散贴衬，前后三十余日而安。日者亦抵掌曰：予言如何？（《痘疹心法·卷之十四·出见症治歌括》）

痘出迟迟有数般，皮肤闭塞属风寒，

内虚自利须分辨，毒伏三焦治却难。

[诗后附案]

邑人王云野子，二岁，发热，出红点一二粒，请予视之，见额纹青气，脸上赤光，乃告知曰：此险痘也，先出者名试痘，中气不足，毒气隐伏，故出不快也。以调元汤加防风、木香。服后其痘旋出，喜无他症，十三日安。（《痘疹心法·卷之十四·出见症治歌括》）

数日蒸蒸出不齐，欲行疏发莫生疑，

按方加药观疮势，表里平和痘本稀。

应出不出却如何，发表和中良验多，

腹胀屎硬烦躁甚，通肠解毒救沉疴。（《痘疹心法·卷之十四·出见症治歌括》）

[诗后附案]

胡三溪初生二子，丁酉年入监，乃以长子托予，次子托万绍，戊戌春，长子先出痘，予守治十一日而安。

随次子出痘，予闻其乍热乍退，两足冷，数日不大便，痘先出者，犹是红点，亦不起发，念三溪之常好，往视之，惊曰：此逆痘也。绍曰：热微痘亦微，热甚毒亦甚。今热不甚，顺痘也。予曰：

不然，痘本火毒，待热而发，如发热而不烦不渴，大小便如常，精神清爽者，此热在表，其里无邪，毒火发越，而痘易出易靥也。若烦躁不安，大小便艰，昏昏喜睡，此毒火内蕴，不得发越，表热虽微，内热则甚。何谓热微毒亦微也？此子乍热乍退者，毒火往来也；大便不通者，毒火郁遏也；痘见红点而不起发者，毒火之陷伏也；足冷者，火之极而兼水化，谓之厥逆也。绍不以为然。至次日，红点俱没，烦躁转甚。绍曰：此内收也。予嘿而不应，因叹曰：医贵同心，执己见以误人命耶，此何为者？翌日死。

邑人余光庭，庠生也，年十九，染痘发热，五日不出，请予及韩雨峰治之，雨峰佳医，与予素善。予问其症，未更衣已三日，诊其脉细而数，虽有下症，元气怯弱，不可下也。乃谓雨峰使作胆导法，不得通，病者烦躁，家人惶惶，予思发热日久，毒留其中，燥粪闭塞，肛肠干枯，气不得行，血不得润，胆导力小，不能通也。自立一法，取猪尿胞一枚，以猪胆汁半杯，清油半杯，蜜半杯，三物搅匀入胞中，如作胆导法，取下燥屎二十余枚，气通热解，神清痘出。予笑曰：此法外意也。（《痘疹心法·卷之十四·出见症治歌括》）

痘出常须令气匀，更宜和暖气如春，
气匀出快无壅滞，偏热偏寒气不行。

疮出热退毒已尽，蒸蒸不减毒尤甚，
番次常出渐加多，外边只怕乖形症。（《痘疹心法·卷之十四·出见症治歌括》）

[诗后附案]

麻城邹清溪，一子五岁出痘。先请傅医治之，服保元汤，热益甚。又请李医，至曰：险痘也。清溪不安，延予视之。曰：此顺痘也，期十八日安，不须服药。众曰：今自发热日计，已六日矣，何以须十八日？况痘不服药，何以得瘥？今进保元汤三剂，尚有一剂未服。予曰：痘不可以日期算，出已尽，发已透，脓已满，而后收靥可期也。今痘出而热转甚者，出未尽也，由服保元汤犯实实之戒，故令出迟，靥亦迟矣。吾闻善攻不如善守，本无他病，何以药为？吾为尔保全是子，无忧也。已而果然。（《痘疹心法·卷之十四·出见症治歌括》）

出现先于面部中，其间凶吉妙难通，
绕唇夹颊方为吉，额角眉心总是凶。

头面呼为元首尊，咽喉紧隘譬关津，
莫叫疮子多稠密，锁项蒙头总不应。

胸前头面总宜疏，手足虽多不用忧，
若是遍身都密甚，却愁气血不能周。

最宜磊落如珠豆，偏怕相粘聚作堆，
蚕壳蛇皮生不久，蚤斑蚊迹死相随。（《痘疹心法·卷之十四·出见症治歌括》）

初出形来艳色娇，定知皮嫩不坚牢，
溶溶破损添愁绪，个个成浆喜气饶。

[诗后附案]

汪怀江次子，五岁，出痘甚密，且红艳。怀江恐其不吉，请予四子邦治医。予谓治曰：险痘也。气实血热，可治也。教用当归梢、赤芍药、生地黄、防风、荆芥穗、牛蒡子、连翘、桔梗、甘草，以解其毒，连进三剂，红色尽退，犹未发透。再教用黄芪、防风、甘草、赤芍药、牛蒡子、桔梗、青皮、山楂肉、连翘，调理十五日而靥。

邑人胡近城次子，庚午冬，未痘先两颊赤燥，请予八子邦靖视之，予谓靖曰：《伤寒论》云，面色缘缘赤者，阳明热也。若不预解，至出痘时，此处必甚稠密而赤，贯串难靥。教以升麻葛根汤加防风、牛蒡子、连翘，三服而红色尽去，痘出亦疏。（《痘疹心法·卷之十四·出见症治歌括》）

最怕头焦乌烨烨，更愁皮嫩水溶溶，
肤中寒粟工知避，皮上针头治罔功。

痘疮初出解咽喉，喉痹咽疮毒火饶，
只恐后来封管龠，锁喉声哑治徒劳。（《痘疹心法·卷之十四·出见症治歌括》）

[诗后附案]

英山马四衢，一子五岁，出痘，痘不起发，延予视之，予曰：此顺痘也。马氏兄弟曰：不起发何如？曰：毒甚者则头面肿，毒微者则头面不肿，非不起发也。又呼咽痛，四衢忧之，予曰：此痘家常病，喜喉舌无疮，颈项间痘稀，不足怪也。乃以甘桔汤加牛蒡子，水煎，细细咽之。咽痛即止，饮食无阻，十三日安。四衢曰：向吾小儿咽痛，服药辄效，何神也？予曰：痘疹者，火毒也，火气上熏，咽喉岂不作痛？故用桔梗之苦以开其结，甘草之甘以泻其火，牛蒡子之辛以解其毒，是以效也。若喉舌有疮，则壅塞溃烂，颈项多痘则封锁熏炙，必为呛水失声之症。令嗣无之，故曰不足怪也。马氏称善。（《痘疹心法·卷之十四·出见症治歌括》）

若恐斑疮入眼中，古方护目有神功，
眼多眵泪睛多赤，急泻心肝免毒攻。

痘疮只出一般奇，夹疹夹斑都不宜，
消疹化斑令毒解，若还不解势倾危。（《痘疹心法·卷之十四·出见症治歌括》）

[诗后附案]

蕲水罗良制妻鲁氏，年二十七出痘，遍身红斑如蚊迹，众医视之，皆曰不治。请予往。予观其神识精明，语言清亮，诊其六脉调匀，问其饮食如常，大小便调，不烦不渴，但遍身红斑，稠密无缝，色且艳。予曰：此夹斑痘症也。鲁畏死，乞救甚哀，予曰：此病非吾不能治。斑痘相杂，故难识耳，解去其斑，则痘自现，汝切勿忧。

亟作荆防败毒散加玄参、升麻，作大剂一服，次早视之，则斑迹不见，痘粒可摸矣。再进一服，其痘起发，调理半月而安。

蕲水汪白石婶，方二岁，出痘，遍身红点，大小相杂，无有空处。白石曰：此女难治。予曰：此斑、疹、夹痘症也。乃教吾次男邦孝以升麻葛根汤加防风、荆芥、玄参、连翘、牛蒡子、淡竹叶、木通，一服减十之三；再服，减十之七；三服，痘磊落明白。白石曰：先生神术也。（《痘疹心法·卷之十四·出见症治歌括》）

热病相传发疱疮，须臾周匝尽成浆，
见而便没为肤疹，相类斑疮折后殃。

热热红斑出复收，曾将形症细推求，
若无变症无他苦，折过天疮不用忧。（《痘疹心法·卷之十四·出见症治歌括》）

[诗后附案]

本邑各衙出痘，先二衙一子一女出，长子后发热见红斑，予疑是夹斑症，三四日后其斑尽收，热退身凉，痘不出。

四衙小男女正出痘，一子发热，亦出红斑，亦无恙。乃信人有不出痘者，或发斑，或发疹，或发水痘，皆可折过也，必在正出痘时方论。（《痘疹心法·卷之十四·出见症治歌括》）

热甚从来出亦难，平和汤剂解烦冤，
莫将辛热轻催并，猛虎何当有翼添。

痘子依稀略见形，浑身瘙痒苦难禁，
皮肤拂郁宜疏解，莫作肌虚一类评。（《痘疹心法·卷之十四·出见症治歌括》）

[诗后附案]

英山郑斗门，一子出痘，将见形，作痒不能禁，亟请予治，迎谓曰：吾只此子，今痘作痒奈何？予曰：起发时作痒者，逆也；贯脓时作痒者，逆也；将靥时作痒者，险也。险者可治，逆者不可治也。出见便痒，经传中原无是症，待吾思之。顷之，予谓之曰：吾思仲景《伤寒正理论》云：太阳经病，身痒者，此邪在表，欲出不得出也，桂枝麻黄各半汤。阳明经病，皮中如虫行者，此肌肉虚也，建中汤。令嗣身痒正是痘欲出不得出，与太阳证同，非阳明肌肉虚证也。乃以各半汤方内去桂、杏，加升麻、葛根、牛蒡子，一服而痒止，痘出甚密。留予守治，半月而安。斗门谢曰：非公达仲景之妙，安能有此子也？（《痘疹心法·卷之十四·出见症治歌括》）

夹斑夹疹利清水，妄见妄言摸床被，

烦渴唇裂眼珠红，不遇明医病不起。

[诗后附案]

吾第七子妇徐，患痘，大热大渴，眼红唇裂，自利清水，妄见妄语，循衣摸床，遍身红斑俱如蚊迹，皆逆症也。人皆危之。予议曰：此毒在三焦，表里俱热，非大发大下之剂，不可救也。乃以通圣散全料大剂与之，才一剂而前症悉去，痘即出现甚密，复用十全大补汤去桂加防风、金银花、连翘、桔梗调理愈。其痘自下收起，亦奇事也。（《痘疹心法·卷之十四·出见症治歌括》）

发热过期痘未彰，红斑隐隐肉中藏，

忽然大汗人昏倒，冒痘谁知是吉祥。（《痘疹心法·卷之十四·出见症治歌括》）

成实症治歌括

痘疮成实作脓窠，只要脓成饱满多，

根脚红鲜色苍蜡，刻期收靥保元和。

陷起平尖根脚红，窠囊血水尽成脓，
自然表里无邪毒，莫使汤丸又妄攻。

一面起发如初出，一面成脓有后先，
发已透时脓又熟，毒随脓化病除根。（《痘疹心法·卷之十六·成实症治歌括》）

痘熟浑如果熟形，外无娇色内多津，
脓浆饱满回苍蜡，可许如期结靥成。

[诗后附案]

李廷让子四岁出痘，十日后，予视之。见其痘顶平陷，根窠红紫，昏睡不食。予曰：不可救也。次日死。（《痘疹心法·卷之十六·成实症治歌括》）

起发圆圆不作脓，一身郛郭总成空，
如斯空痘真凶险，若不伤残也发痈。

待到成浆却要浆，切防清水及空囊，
囊空无水邪犹伏，清水非浆痒莫当。（《痘疹心法·卷之十六·成实症治歌括》）

[诗后附案]

张月山妹出痘，起发只空壳，延予视之。予曰：此气有余而血不足也，责在肝经，用四物汤、小柴胡汤服之，虽作脓，亦未饱满而收。予曰：凡痘疮不成脓，或脓少者，皆发痈毒，此足厥阴肝病，必发顶疽。已果然。（《痘疹心法·卷之十六·成实症治歌括》）

痘疮只说待脓成，谁晓成脓未足凭，
饱满坚牢诚可喜，湿淫软薄又堪惊。

正作脓时不作脓，此于黑陷理相同，
但将四症分虚实，那得多方指聩聋。

脓浆方作谨看承，勿比初时一例论，
毒气从今将解散，病人到此减精神。

遍身痘疮欲成浆，只要其人脾胃强，
食少便坚中气足，便清能食却无妨。

先时泄传总非佳，到此非佳尤可佳，
津液已衰脾胃弱，岂堪泄痢又来加。（《痘疹心法·卷之十六·成实症治歌括》）

[诗后附案]

予长子邦忠，三岁出痘，先君年八十始得一孙，与先母珍爱甚笃，至脓成将靥时，忽作泄泻，疮变灰白，先君曰：此虚寒证，命作木香散服之，未尽其剂，泄止疮复红活。（《痘疹心法·卷之十六·成实症治歌括》）

泄泻古人原有别，肠垢鹜溏分冷热，
痘中泄水泄血脓，勿使汤丸轻止涩。（《痘疹心法·卷之十六·成实症治歌括》）

[诗后附案]

郡别驾❶壬峰肖公女，七岁出痘，先请杜近林治之，连服保元汤。公因疮密忧甚，延予视之。予曰：表里俱实，虽密，顺痘也，不必服药。公江西永丰人，彼处出痘者，专食鸡。予以里实，告鸡不可食，公不听，日取大鸡烂煮，以汁饮之，至脓成将靥时，忽大泄，日夜五六次，所下皆清水。公命止之，全曰：里气太实，正须泄耳。次日，泄益甚。予视其痘饱满红润，不与药服，公怒曰：吾女好痘，莫有失也。予曰：保无他。杜亦惑之，欲进肉豆蔻丸，予止之。至第三日大泄水一行，予告公曰：泄止矣。公问：未服药，

---

❶ 官名。明代的一种官职。

何以止？予曰：此坐饮鸡汁太多，汁水留薄肠胃之中，今泄者，名蓄水泄也，水尽泄自止，与四君子汤加陈皮调理而安。公甚称服。（《痘疹心法·卷之十六·成实症治歌括》）

> 失气原来足太阴，肠中喷响足阳明，
> 相同泄泻休差误，谷气消亡大限临。

> 痘疮手足最宜温，热甚须知毒亦深，
> 若是四肢多厥逆，此为恶候必归冥。

> 浆成毒解贵安宁，脏腑平和神宇清，
> 烦躁不眠何以辨，但从疮痘认分明。

> 几见成浆饮食难，锁喉呕秽病相干，
> 语言清亮终须吉，暴暗无声疗莫瘥。（《痘疹心法·卷之十六·成实症治歌括》）

[诗后附案]

一小儿痘本轻疏，因伤食，腹痛而呕，用平胃散加砂仁、藿香叶、煨生姜而呕止。

一小儿因食生冷，伤脾胃而呕，痘变灰白，用钱氏异功散加砂仁、丁香、官桂而呕止。

一小儿，痘密甚，喉舌都是，将靥时，呛水呕食，杂脓血、痂皮、痰涎而出，用甘桔汤加牛蒡子频呷之，调理而安。

一小儿，脓成浆靥，忽作干呕，虽不饮食，常自呕哕，予视其痘不作脓，不满顶，曰：此逆痘也。乃诵木陈叶落、弦绝声嘶之言以告之。后失声闷乱而死。（《痘疹心法·卷之十六·成实症治歌括》）

> 待到成脓结靥时，最嫌瘙痒又相催，
> 苗而不秀空惆怅，雨打梨花落树枝。（《痘疹心法·卷之十六·成实症治歌括》）

[诗后附案]

胡三溪女，七岁出痘，初发热，两手如捻物状。时喻正甫亦在，予曰：此肝病也。经云：其为病也，握，宜平其肝，以泻青丸方去大黄加甘草、柴胡、青皮，一服而握止。予欲再进一剂，其母匡氏不喜，喻顺其情，呼曰：好痘勿药。予曰：噫！凡肝病者，多水疱而作痒。吾欲止之未发之前，既不听，七日后再议。予但言用心守护。果至第六日夜，面疱尽抓破矣，匡乃大哭，请予治之，喻亦叹曰：何变之速耶？予曰：向欲预防此变，尔等不信，今何叹惜哉？请勿忧，予能治之。乃用保元汤加防风、白芷，一服痒止，再服着痂，而疱亦平。（《痘疹心法·卷之十六·成实症治歌括》）

正面诸疮不可伤，略伤一处便非祥，

当时即止浑无忌，破尽须教日下亡。

额上疮如沸水浇，溶溶破烂不坚牢，

渐延面颊都如是，泄尽元阳限倒头。

准头唇上与眉心，耳畔诸疮不可轻，

脓未得成先黑靥，莫将干靥误时人。（《痘疹心法·卷之十六·成实症治歌括》）

[诗后附案]

邑庠生吴近滨二女出痘，请予调治。长女顺吉，次女将养脓，面上有干靥者，犯倒陷，逆证，原无治法。乃主一方，用黄芪、人参、甘草节、当归、赤芍药、生地黄、金银花、牛蒡子、连翘、麻黄（蜜酒拌炒黑）、红花子，水煎，调穿山甲末。且告之曰：此药服后，若疮先干者，复起作脓，未干者，胖壮饱满，痘空地上再出小痘，上也；痘不作脓不补空，或发痈毒，次也。否则无可为计矣。连进三服，已干者不肿，未干者饱脓，空中补痘不多，手足发痈，后以十全大补汤加金银花、连翘调理而安。

蕲水邱莲塘季子出痘，正作脓，瘙痒烦哭。亟请予往，见其面痘磊落红绽，脓浆未熟，两颊先干，皮肉木硬。因其珍爱，难以凶告，但曰：左额属木，肝也，肝主血，藏魂；右颊属金，肺也，肺主气，属魄。两颊木硬，气血不荣，魂魄不靖，所以烦哭也。莲塘固请用药，余辞不能治，欲解其毒，则中气反伤，欲补其中，则邪火正盛，故告退。是夕加烦而死。（《痘疹心法·卷之十六·成实症治歌括》）

> 手足诸疮要饱浆，充肥苍蜡喜脾强，
> 淡清虚瘪多灰白，纵得干收有后殃。

> 两臀肩背诸疮子，展转揩摩最受亏，
> 惟有正疮能耐久，不然粘着便无皮。

> 水试浆时未饱囊，疮头有孔漏脓浆，
> 依然团聚封疮口，泄去真津毒气藏。

> 遍身疮痘作脓窠，涕唾稠黏咯吐多，
> 强忍直当收靥后，自然毒解得平和。

> 疮痘脓浆赖血成，几何津液受熏蒸，
> 舍空血耗神明乱，睡里呢喃唤不醒。

> 起发成脓未失期，渴而饮水不须疑，
> 气亏血少无津液，润燥生津法更奇。（《痘疹心法·卷之十六·成实症治歌括》）

[诗后附案]

麻城邹渍溪子出痘，至养脓时大渴不止，予议用人参麦门冬散，傅医即依本方修合，予谓曰：此乃疮出太甚，津液不足之症，白术燥津液，茯苓渗津液，皆所禁也。吾借古方而行己意，教以本方去白术、升麻，加生地黄、天花粉、知母、淡竹叶，一服渴止。

邑孝廉万宾兰子出痘，至养脓时大渴不止，予用人参麦门冬散，去白术、升麻，加生地黄、天花粉，作大剂代汤饮之，一服渴止。（《痘疹心法·卷之十六·成实症治歌括》）

> 脓窠已作中无毒，腹痛多因燥屎攻，
> 若是便清曾受冷，好将汤散急温中。

表里无邪一向安，忽然腹痛又加烦，

痘疮色变成灰木，此候曾因饱食干。（《痘疹心法·卷之十六·成实症治歌括》）

[诗后附案]

蕲水李宅一女出痘，至脓成将靥时，忽腹胀且痛，气喘呻吟，请予治之。予视其病，疮既胖壮，脓又饱满，诊其脉弦滑。予曰：此非痘毒，乃伤食也。因问曾食鸡肉糯米饭。予曰：急下之。女之祖知医，乃曰：痘疮首尾不可下，恐虚其里，不靥也。予曰：病不执方，药贵对症，有是病则投是药，下之无妨。遂以原物作汤吞丁香脾积丸，得利而安。

英山金宅一子出痘，成脓时忽腹胀作痛，气喘烦闷，延予之，其痘光壮饱满，非毒也，必曾伤食。问之果因面食过饱，乃用原物汤送下丁香脾积丸得利，病稍定，再用钱氏异功散加青皮、山楂，一服而愈。（《痘疹心法·卷之十六·成实症治歌括》）

未得成脓先溃烂，此候得之轻发散，

除非脾胃本来强，曾见几人成倒陷。（《痘疹心法·卷之十六·成实症治歌括》）

[诗后附案]

邑丞雷省斋次孙五岁出痘，延予四子邦治视之。此孙尝拜医万世乔为恩父。世乔恃熟，专恣无忌，邦治用药，必力阻之。其孙衣以厚绵，围以厚被，日夜向火，任其饮酒，未七日而靥。予闻日期未足，其收太急，亲往视之，见其自面至腰，溃烂平塌，无作痂者，乃告曰：此非正收，是倒靥也，亟用托里解毒之药，减去衣被，再勿近火饮酒，可保无事，因立一方，以黄芪、白芷排脓托里，防风、蝉蜕以疏表，青皮、桔梗以疏里，牛蒡子、甘草以解毒，只一服而溃，疮复胀，大便脓涎，此毒气中外无留矣。予辞归，又告曰：勿再服药，恐生他病也。（《痘疹心法·卷之十六·成实症治歌括》）

痘疮磊落本无多，到得成脓不结窠，

不是脾虚常食少，定知陷伏认差讹。

失声四症要端详，肺浊心微声不扬，

哭语无闻因肾怯，哑嗄不出是咽伤。（《痘疹心法·卷之十六·成实症治歌括》）

[诗后附案]

蕲水肖家一子，三岁出痘，请吾长子邦忠治，将靥时忽然失声，邦忠以问予，予乃示以四症。忠曰：啼哭有声，但言语重浊不清响也。予曰：此肺热也，教以甘桔青金散，服之而安。（《痘疹心法·卷之十六·成实症治歌括》）

寒战咬牙虽不祥，养脓结靥更宜防，

能将形症分凶吉，可许婴童司命长。（《痘疹心法·卷之十六·成实症治歌括》）

[诗后附案]

邑人胡玉峰子，出痘甚密，请予调治。予曰：此儿脾胃素弱，当用补胃之剂，使气血旺而痘易成就也。玉峰不听，至成脓后，过期不靥，遍身溃烂，寒战咬牙，失声悉具。玉峰恐不祥，三请匠合木，而吾三逐之。玉峰问故？予曰：战者，变身溃疮，坐卧艰难，不能自任，非鼓颔寒战也。咬牙者，龈疮相聚相戛而鸣，非神昏斗齿也。失声者，欲得肉食，公不与，日夜啼哭思之，非咽烂呛水也。公不用吾言，以致此极，若肯进补脾之药，则即靥矣。乃从吾言，予用调元汤加防风、白芷，暗入熟附子一片，连进三剂而安。（《痘疹心法·卷之十六·成实症治歌括》）

咳逆原知有几般，此名恶候古今传，

若逢呕哕须同论，莫作寻常小病看。

痘疮正色喜红鲜，到得脓成又不然，

曰白曰苍皆正色，若犹红嫩转成愆。(《痘疹心法·卷之十六·成实
症治歌括》)

收靥症治歌括

收靥难拘日数论，但凭稀密实虚分，
缓收循序多坚稳，太急须防余毒侵。

人中上下分阴阳，收靥先于此处良，
若是足颅先靥黑，多凶少吉早提防。

收靥从来贵整齐，臭腥烦烂便跷蹊，
其间顺逆宜详审，慎勿逡巡当局迷。

痘自收时脓自干，封藏收敛壳团圆，
莫教腐烂和皮脱，此个还将倒陷看。

头面浑如堆屎形，鼻头黄黑势狰狞，
唇皮揭破多艰苦，呛水之时又失声。
满面烂臭不成形，咬牙寒战更无声，
饮食如常幸无事，食难呛水命须倾。
靥时泄痢忽频频，顺逆中间仔细论，
脓血成痂为顺候，不分水谷逆堪云。

过期不靥病迟迟，臭烂浑身靥不齐，
粘席粘衣多苦楚，白龙败草任扶持。

当靥不靥候须急，治法分来有数般，
纵意违师徒自毙，临危方觉噬脐难。

脓水将干结靥时，纷纷庸夫欠调持，
不知禁忌多翻变，却似为山一篑亏。

一向浑身凉且和，靥时发热事如何，
微微发热干脓水，太甚焦枯病转多。

先曾破损灌成疮，到得收时不敛浆，
此等顽疮须急治，淋漓脓血久难当。

数个顽疮不肯收，犯时鲜血却长流，
如逢此证休轻视，日久须教一命殂。

灌疮满面血脓多，败面伤睛怎奈何，
却在良医施妙手，调和中外救沉疴。

痘疮抓破状多般，出血干枯成坑陷，
瘙痒焦疼微小事，破穿溃肉使形残。

收靥依期更着痂，或时战栗或言邪，
三元正气将回复，不必延医不必嗟。（《片玉痘疹·卷之十·收靥症治歌括》）

脓窠结就正鲜肥，疮顶微焦欲靥时，
渐次干收无急慢，痂皮圆净转春晖。

痘疮收靥有真诀，面上身中要合格，
面上吐浆顶聚珠，身中结痂坚如墨。

收靥如将日数拘，几曾算得不差殊，
但凭本痘分疏密，更向其人论实虚。（《痘疹心法·卷之十七·收靥症治歌括》）

痘疮收靥已无邪，不疾不徐乃更佳，
太疾却防余毒壅，太迟溃烂不成痂。

[诗后附案]

一子十岁出痘，将靥亦与其姊症同，及卜亦得涣之巽，人皆惧。予曰：勿忧，此可治也。其婿曰：同一病，固一卦象，有可治不可治，何也？予曰：以病言之，令正收靥太急，面无完疮，故曰不治。令舅面疮半靥，脓肿尚存，故曰可治。以卦言之，先以夫占妻，用财为主，卦中无财，兄弟发动，又克妻财，所以凶也。后以父占子，用子为主，子孙旺相，兄弟发动，能生其子，所以吉也。已而果然。瀚曰：公何？但神医，亦神卜也。（《痘疹心法·卷之十七·收靥症治歌括》）

当收不收疮溃烂，内外审候是何变，
以法求之要着痂，痂不得成为倒靥。

[诗后附案]

邑文学胡小山，长女未嫁，出痘甚密，脓成过期不靥，请予调治。此女平日脾虚食少，性不肯服凉剂，予乃以钱氏异功散加木香、青皮，炼蜜作丸，米饮送服，调理而愈。

小山子胡仁山，幼时出痘甚密，脓成不靥，渐至溃烂，请予调治。予问自起发以来，未得大便，里实热蒸，故不成痂，议欲下之。小山曰：此子素弱，恐不可下之。时有一术士王克廉符水甚验，乃书一符，焚而服之。少顷，腹中鸣而利下清水，众皆称谢，予亦喜之。但思久未更衣，岂无燥粪？至次日，痘益溃烂，予作胆导法，取下燥粪十四枚后，皆溏粪，痘亦收尽而安。

一小儿，因渴饮水过多，湿伤脾胃不能收靥，以四君子汤，以人参补中，白术燥湿，茯苓渗水，甘草解毒，加防风以胜皮毛之湿，白芷以逐肌肉之水，肉桂以利关节而去寒水之邪，砂仁以温胃止渴，调理而安。

一小儿，大便不通，热蒸于内而生其湿，以致浸淫不能成痂，用当归梢、生地黄以凉血，麻子仁以润燥，酒大黄以泄热开结，生甘草以和中，得利而安。

一小儿，泄泻不止，食少。此里虚不能收靥，用陈氏木香散合肉豆蔻丸服之，愈。（《痘疹心法·卷之十七·收靥症治歌括》）

遍身溃烂少完肤，脓血淋漓势已痛，

坐卧不能惟用衬，瘢痕欲灭却宜敷。（《痘疹心法·卷之十七·收靥症治歌括》）

[诗后附案]

邑人蔡承盛子出痘甚密，先延甘大用，视后脓成，过期不靥，面疮溃肿，起止呻吟，呛水吐食，语音不清，甘谓不治而去，复请予。予视其病，面疮肿起，正在灌脓，遍身皆然，非倒靥也。呛水呕食者，口唇肿硬，吞咽不便，非咽喉溃烂也。语音不清者，鼻中壅塞，气不得通，非失音也。疮毒尽出，表病里和，可治也。乃制一方，用苦参酒浸牛蒡子、白蒺藜、何首乌、荆芥穗各等分，为细末，酒糊为丸，淡竹叶煎汤下，调理一月起。

时邻居一小儿，病症相同（指蔡承盛子出痘甚密，先延甘大用，视后脓成，过期不靥，面疮溃肿，起止呻吟，呛水吐食，语音不清。编者注），亦请予视？予曰：不可治也。或问何故？予曰：症不同也。彼痘过期，痘熟宜靥，此痘犹生，未得成脓，不宜靥者，一也。彼痘肿胀犹灌脓血，此则面平目开，皮脱肉干，二也。彼痘喉舌无疮，此则咽舌溃烂，呛水失声，三也。彼家私与蔡氏求药，服之无效，死。

胡三溪长女十二岁，出痘甚密，延喻南麓视之，以参、芪大补之剂服之，二十日后过期不靥。予往视，见其疮已溃烂，幸非倒靥，乃犯温补药多，里邪尽出，表毒不解，急宜解表，勿使皮肉腐烂。喻犹强执为是，又过五日不收，复请吾长子邦忠。予教用防风、荆芥、升麻以解表胜湿，白芷以蚀脓逐水，连翘、牛蒡子、甘草以解其郁蒸之毒，肺主皮毛，因参、芪之补，肺热且甚，时值夏火正旺，

197

用黄芩（酒炒）以泻肺中之火，解时令之热。调理一月而安。（《痘疹心法·卷之十七·收靥症治歌括》）

但到收时脓自干，收藏敛束贵周圆，
莫教溃烂痂皮嫩，至此还将倒靥看。

痘臭须知有几般，时师莫把混同谈，
养脓有觉为凶兆，结靥才知作吉看。

收靥原来贵整齐，臭腥溃烂事生疑，
过期见此还为顺，未及收时作逆推。

倒靥谁知毒入里，死中求活治得理，
便秘腹胀急下之，自利则将来物取。

原疮溃烂复成疮，痘出重重渐作浆，
此候未曾成倒靥，便坚能食得为良。（《痘疹心法·卷之十七·收靥症治歌括》）

[诗后附案]

一小儿痘靥后，复出一层小痘，其家惊忧，请予视之，曰：佳兆也。痘科云：轻者作三四次出，大小不一等。重者一齐涌出。此痘最轻，且无余毒，发已尽矣，其人大悦。

邑人吴若泉子，三岁出痘，请予长男邦忠视之，予偕往。予曰：毒气有余，谷气不足，此儿食少，故不靥也。问服何药？予谓邦忠曰：无药可解，能食则生，不能食则死。次日思食，所食且多。予闻叹曰：死急矣。邦忠亦疑曰：能食而曰死急，何也？予曰：谓之能食者，久不食而今思食，自少加多，胃气复也。今忽多食，乃胃败火盛，邪火杀谷，名曰除中，况膏之将灭，必大明而后灭，死在旦夕矣。次日果死。（《痘疹心法·卷之十七·收靥症治歌括》）

靥时表解里当和，忽尔通肠泄奈何，
不是里虚元气脱，必然倒靥毒邪多。

溃疮最毒面居先，阳毒从阳心火炎，
能食便调无别苦，可投良剂保伤残。

阴阳界限在人中，任督分来上下通，
宜向此间渐收靥，阴阳相济得和同。

阴阳相济得相成，阴寡阳孤势不行，
不信但观头与足，痘疮难靥自分明。

曾见伤犯灌成疮，待到收时不靥浆，
脓汁淋漓多痛楚，急宜治疗免残伤。

几个顽疮不肯收，无时痛楚血常流，
此成疮蚀难调理，日久堪嗟一命休。

一向浑身只温暖，忽加烦热减精神，
干浆焦靥宜如是，只怕生来内外因。

待到浑身脓水干，纷纷时俗息心生，
不知禁忌多翻变，一篑难成九仞山。（《痘疹心法·卷之十七·收靥症治歌括》）

落痂症治歌括

疮痂自脱痘瘢明，无凹无凸皮肉平，
容貌不殊原未病，泰来否去一番新。

满面天黝黑黯添，形容变尽发毛更，
旁人乍见应难识，恰似重来生一般。

落痂之后瘢赤黑，爱养能教瘢自灭，
突起还将风热论，凹陷却因虚里得。

靥后痂皮令自脱，日久不脱脾胃弱，

莫教得掐又伤肤，翻覆成疮肤似剥。(《痘疹心法·卷之十八·落痂症治歌括》)

[诗后附案]

一小儿靥后，痂皮不脱，问予。予曰：此脾肺二经不足也。盖肺主皮毛，脾主肌肉，其气不足，故痂难脱。乃用钱氏异功散加黄芪、桂服之，愈。

一小儿痘后，一身尽靥，痂皮尽脱，惟头与足不靥，其家甚忧。延予治之，予曰：此常候也，何劳治。盖天地间物，以阳济阴，以阴济阳，阴阳相济而成造化，人之一身，诸阳皆聚于头，乃阳中之阳，谓之孤阳。诸阴皆会于足，乃阴中之阴，谓之寡阴。孤阳不生，寡阴不育。所以头疮不收者，孤阳无阴也；足疮不收者，寡阴无阳也。久当自痊，但迟迟耳，不须服药，亦无方也。请者喜而退。(《痘疹心法·卷之十八·落痂症治歌括》)

痂皮不脱日时深，陷入肌肤必作瘢，

胸背四肢由自可，面颜岂可着瘢痕。

痂脱瘢痕黑暗多，劝君未可许无疴，

毒邪归肾谁知得，只要其人表里和。(《痘疹心法·卷之十八·落痂症治歌括》)

[诗后附案]

一小儿痂落后，其瘢白色，或问予，予曰：此气虚也。肺为气之主，其色白，当用参、芪大补之剂，否则有变。其人曰：痘已收完，何变之有？一月后大喘而死。(《痘疹心法·卷之十八·落痂症治歌括》)

收靥迟迟不脱痂，神昏喜睡此无他，

只因气弱神还倦，缓治求痊不必嗟。

脱痂胃气未全舒，饮食安能便有余，

若使食多休浪喜，胃中邪热不曾除。

痂起浑身一扫空，瘢痕凸肿尽成脓，

依然个个如先样，形症轻微却不同。（《痘疹心法·卷之十八·落痂症治歌括》）

[诗后附案]

邑丞雷省斋次孙出痘，落痂后月余，面瘢凸肿，今始发泄也。凡毒自内而外者，吉。乃用当归梢、赤芍药、防风、荆芥、连翘、牛蒡子、玄参、蝉蜕、升麻作散，淡竹叶煎汤调服，安。

一小儿落痂后，瘢内凸起，且作痒，请予。予曰：此风热也。用人参败毒散加防风、荆芥，一服安。

后有患此者，用荆芥败毒散加人参服之，外浴水杨汤，皆效。

一小儿落痂后，瘢毒不平。人问予，予曰：痘家戒食姜，恐靥不齐，瘢不平也。问之果然。

一小儿落痂后，瘢肿复成疮，久不愈。请予治，予曰：此痘毒疮也，由犯手抨掐，不得自脱，故皮肉受损而复作疮，以苦参丸与服而愈。（《痘疹心法·卷之十八·落痂症治歌括》）

疮痂起处落纷纷，几处犹然脓水浸，

硬疹蓄脓原毒壅，空囊停水里肌平。

差后心虚气未平，便宜调护保安宁，

皮肤嫩薄风寒袭，肠胃残伤水谷停。（《痘疹心法·卷之十八·落痂症治歌括》）

痂皮应脱却不脱，此际谁知还作恶，

补脾表实有奇功，不可逡巡便弃药。

收靥之后不落痂，昏昏喜睡自堪嗟，

只因脾胃多虚弱，调治专从戊己加。

落痂之后察疮瘢，平整红鲜日渐安，
若是凸凹并黑黯，好将敷药拭逡遭。

疮痂自落不须忙，捛掐须教肌肉伤，
此日灌淫何足惜，终身常作血风疮。
痂落精神渐复初，缘何头足更迟留，
阴阳孤独如鳏寡，安得同时取次收。（《片玉痘疹·卷之十一·落痂
症治歌括》）

治痘总歌括

痘疹原因胎毒成，发生须是待天行，
如逢疫疠将成候，预解汤丸最可凭。（《痘疹心法·卷之十二·治痘
歌括》）

[诗后附案]

邑人黄凤山为陈留丞归，一子五岁，请预解痘毒法，予曰：令
嗣气色明润，胎禀壮实，痘出必疏，若更服药，则益疏矣。乃与代
天宣化丸服之，后痘甚疏，不药而安。（《痘疹心法·卷之十二·治痘
歌括》）

未病先知是上工，能言轻重吉和凶，
不离气色分清浊，脏腑精微阿睹中。

预知疮疹吉凶机，气色都于面部推，
脸上山根尤紧要，红光可喜黯青疑。（《痘疹心法·卷之十二·治痘
歌括》）

[诗后附案]

邑令公云阁朱公义男，一子甫周岁，以示全，全曰：笑无情，恐出痘耳。诀云：喜引才方笑。此子不待喜引自笑，谓之无情。笑者，心之声，火象也。经曰：诸痛痒疮疡，皆属心火。故恐出痘也。朱公惑。次年果痘，头面肿痒，死。

友人胡三溪中年得子，项小声小，予告之曰：项者，头之茎，名曰天柱，项不任元，天柱颓矣；声者，气之发，声微不扬，元气弱也。诚恐出痘不胜毒。果九岁出痘，乍见乍隐，鼻滴血，死。

邑人李新芳子，四岁得惊风，予医愈，乃曰：以吾儿托公。予曰：令嗣胎禀怯弱，精神短少，若调理数年，胃气充实，出痘无妨。但恐痘太急耳。次年果痘密甚，不成脓，死。

邑人周柳溪，止一子，五岁未出痘，癸丑正月廿三日，发热，请予视之，见面多青黑色，目无神，元气怯弱。予曰：当亟治。周不喜予言。予曰：邪气有余，元气不足，若不亟治，后发血疱不可为也。彼更请医张鹏，作外感治，且汗且下，至廿八日，果发血疱，卒。

蕲水周蕙长男妇鲁氏，新寡，二男二女皆未痘，请予视之。予往见二男、长女面色娇赤，神光太露，额有青纹，惟小女形实气充，面色明莹。乃告之曰：若出痘，惟小女吉也。鲁以言太直，不听。半月后长女、二男相继以痘殒，小女存。

蕲水徐长溪三子，癸丑春出痘，季子先病痘卒，次子又卒，惟长子存，亟延予治之。时未发热，予观长溪色忧情苦，予告之曰：令嗣当出痘时，精神爽健，气色光晶，年寿明润，印堂黄光，此寿相，又顺候，其痘必疏，不须医治，毋疑虑也。顷之，果出痘甚疏，未药愈。（《痘疹心法·卷之十二·治痘歌括》）

发散为阳收敛阴，始终一气自流形，
试观春夏多蓄秀，才到秋冬少发荣。

首尾汗下谓不宜，寻常执着岂通医，
若分虚实能权变，可夺乾坤造化机。（《痘疹心法·卷之十二·治痘歌括》）

[诗后附案]

邑训导马公顺，蜀人也，一孙五岁，出痘至八九日，脓成将靥，忽腹痛烦哭，大便秘，马骇甚。予曰：此结粪也，当急下之。马公曰：痘疮首尾不可下，今当收靥，中气要实，敢下耶？予思不急下，加腹胀、气喘且不救。乃作桂枝汤，暗入酒蒸大黄，煎服，下燥粪，腹痛即止，痘靥而安。马公知之，谢曰：非子通变，几误此孙。（《痘疹心法·卷之十二·治痘歌括》）

痘疮无病勿服药，实实虚虚不可错，
几多狂瞽昧经文，壁上安鼠翻成恶。

痘疹伤寒疑似间，古人分证可相参，
莫将汗剂先轻试，发散惟令表里安。

痘疹发热疑似时，伤寒伤食莫辨之，
试将解发真良剂，入口能令解却疑。

始终清便自调佳，便溺阻艰事可嗟，
腹胀喘烦多壅遏，急施疏导解留邪。

痘疮为阳待热成，微微发热始和平，
假如大热身犹火，解毒常教小便清。

始终能食最为良，平日其人脾胃强，
食少却防中气弱，淹留引日变疮疡。

最宜安静号和平，表里无邪志自宁，
忽然烦扰宜详审，外怕神亡转闷昏。（《痘疹心法·卷之十二·治痘歌括》）

[诗后附案]

程希文次子，辛未春出痘，发热现形时，烦躁谵语，来告予以病症。予授一方，用木通、山栀仁、麦门冬、牛蒡子、连翘、甘草、灯心作引，水煎，调辰砂末，连服三剂，病退痘出，如期愈。

邑人汪我溪次女，丁卯冬出痘，延长儿邦忠视之，起发灌脓时，昏睡不思食。予谓忠曰：此心血不足，邪火内熏，神昏症也。命以龙脑安神丸与服，有倾苏，痘亦平。（《痘疹心法·卷之十二·治痘歌括》）

痒塌方将倒陷时，急凭妙剂强扶持，
空中痘出无番次，损处多脓功可施。

陷伏需分实与虚，莫于临症更踌躇，
死生倏忽如翻掌，幽谷春回庆有余。

四时分治候须明，暑湿风寒不可轻，
异气莫教相触犯，致令翻变乱其真。

治痘皆言要补脾，补中有害少人知，
一朝阳盛阴先绝，到此临危悔却迟。

痘疮脉候贵和平，胃气悠长最要清，
弦数浮洪为实候，微沉迟涩是虚因。

痘逆症逆色脉逆，此候未闻人救得，
但观色脉有可为，对病真药须详细。（《痘疹心法·卷之十二·治痘歌括》）

[诗后附案]

壬申春，郡人王蒸湘子出痘，请予往治，痘已尽出，问其详，时有董医在，答曰：正月廿七日发热，廿八日现形，自额上起，今三日矣。予思额上初出者重，三五成丛者重，五心俱有者重，锁项者重，乃逆痘也。及审其症，腹胀大而紧，肠中泪泪有声，大便如黄金色，乃脾败，逆症也。因其一子，托治甚切，设法调治，腹胀不减，肠鸣如故，起发之初，心窝中有一痘戴浆者，随即破灭，背疮尽成水疱，目中泪出，两拳紧握，予甚恐，此脾土败，肝木胜之候也。盖肝为水疱，其为变也，握不泣而泪出，肝绝也。未五日而唇疮干黑，背疮尽破，诊其脉濡弱沉细，其脉又逆，六日而痉作，摇头扭项，逆症也，且求粥食且急，病名除中，又逆症也。予思急进保元汤合桂枝汤调独圣散服之，复见红点，蒸湘喜曰：此有生意矣。予曰：若渐出一层小痘则吉，只恐膏之将灭也，必大明而后灭。果红点复隐，加喘而绝。（《痘疹心法·卷之十二·治痘歌括》）

郧阳抚院孙公，一女七岁，己巳四月七日发热，全在幕下，见其面赤腮燥，知是痘症。次日，口角旁便见红点如蚊迹状，不成颗粒，一逆也；腰痛，腹痛，二逆也；昏睡谵语，三逆也；干呕，四逆也。初九日，公见其状，抚膺大恸，全以色脉无恙，再三慰之，不信，但垂泪曰：尔痘疹书明言不治，何又相诳也？全告曰：此病在经络，犹可治也。但因中气久虚，不能驱毒外出耳。公乃命进药。予用保元汤以补中气，加羌活、防风、荆芥、柴胡发散表邪，木香、山楂驱逐里邪，调辰砂末以解毒。初九、初十、十一日连进三剂，十三日午时忽昏晕，目闭、口噤，神色俱变，公与夫人皆哭，全急告曰：此有冒汗来也，汗出痘亦随出，谓之冒痘。须臾视之，果得大汗而痘尽出矣，复用钱氏异功散加黄芪、白芷调理而愈。公拱谢曰：不负吾为尔梓《痘疹书》也。

怪痘形容有数般，上医临症尽须谙，

谩夸君有如神术，纵疗何能得保全。（《痘疹心法·卷之十二·治痘歌括》）

206

痘后余毒症治歌括

痘疮靥后喜无邪，人渐清宁食渐加，
若此痘中还更苦，莫言无事便矜夸。

痘疮轻者自无乖，逆重从来有后灾，
不是毒邪根里得，或因调治误中来。

痘疮靥后难调理，表里俱虚勿纵施，
此与伤寒复同病，补虚为本而已矣。

古云痘毒只三门，自我推求未足凭，
五脏有邪皆有症，各随形症审来因。（《痘疹心法·卷之十九·痘后
余毒症治歌括》）

[诗后附案]

郡别驾壬峰肖公女，乙丑冬出痘，请全调治，缘娇惜太过，非
鸡与煎熬厚味不食，而彼处风俗，有病者必食雄鸡，灸关元。全请
戒之，不听，全告曰：不肯慎口，他日蓄毒作病，必费调理。公不
肯信，自丙寅年后，两目出泪，眼弦赤烂。全曰：此毒发于肝，肝
火旺也。公曰：目上下睑属脾，脾有热乎？全曰：此因泪出不止，
浸淫烂溃也。乃用泻青丸方去大黄，加柴胡、黄芩、密蒙花，炼蜜
为丸。服半年后而目不出泪，眼弦平复。（《痘疹心法·卷之十九·痘后
余毒症治歌括》）

痘后留邪作肿痈，或为结核论相同，
但将毒气分深浅，莫使余邪透骨缝。（《痘疹心法·卷之十九·痘后
余毒症治歌括》）

[诗后附案]

黄冈蔡丹泉子，痘后卵肿，吾子邦正视之，作厥阴肝经病是也。丹泉不自安，使人问予。予曰：非痈，乃厥阴肝病。因寄一方，用小柴胡汤加青皮、木通、山楂肉调理，愈。

蕲水夏佐南长子，痘后手足发痈，请予视之。见其面色黎黑，精神疲困，饮食且少。予曰：令嗣之痘，未得起壮，收靥太急，今发痈毒，乃倒陷归肾证也，必不能成脓而死。果然。

邑文学胡近滨长女，出痘不甚密，亦不十分光壮饱满，与药，点滴不入口，盖平生不肯服药也。收靥时一片薄壳，逆痘也，足膝发痈毒，与药一饮而尽。近滨夫妇喜。予曰：勿喜，病不可为也。近滨问故，予曰：脾主味，开窍于口。经云：口和则知五味矣。令爱素不肯服药，今肯服药且尽，是不知味而脾败矣。况膝膑之处，脾实主之，脾败则亦不能成脓。及请方士蔡谷阳针之，果皆清水，次日死。（《痘疹心法·卷之十九·痘后余毒症治歌括》）

> 看在何经用引经，肿时不与溃时论，
> 补中托里分虚实，决毒排脓视浅深。
>
> 遍身疥癞候何宁，败面残形亦可矜，
> 拷掐肤伤为毒浅，熏蒸肉烂受邪深。
>
> 疳蚀顽疮亦可嫌，时时流血不曾干，
> 穿皮销肉成瘢陷，腐骨伤筋作夭残。
>
> 毒败皮肤有几般，或为瘾疹或成丹，
> 丹瘤凝结从深论，瘾疹分疏作浅看。
>
> 眼中膜翳忽遮睛，瘾涩难明若雾云，
> 但用汤丸频解毒，勿轻点洗反伤明。
>
> 暗中强视泪盈腮，略见阳光不敢开，
> 此是羞明差别法，莫将肤翳混同猜。（《痘疹心法·卷之十九·痘后余毒症治歌括》）

[诗后附案]

　　蕲水徐淑道，出痘不靥，先君命全治之。肖桂屏再请团风李医视之，用陈氏木香散一服。予曰：误也，必损目矣。果损一目。

　　吾邑多云山周宅一小儿九岁，痘后出外，忽头肿，两目不开。请甘大文视之，大文问予，予曰：此非痘毒，乃风热也。口授一方，用羌活、防风、升麻、柴胡、当归、川芎、藁本、蔓荆子、细辛、甘菊花、黄芩（酒炒），往治之，愈。

　　邑人肖天秩一子，痘后目有白翳，延予视之，曰：此痘瘢也，治之无功。果盲。

　　邑人徐少柳子，痘后两目不开，吾儿邦治医不效，乃请予视之，予曰：两胞高肿而不流泪，决非痘翳，乃脾经湿热也。遂制一方，用苍术（童便浸）、黄连（酒炒）、防风、升麻、生甘草。为末，蜜水调服，愈。

　　邑司训王月山子，痘后两目畏明。予曰：肝火太旺，宜服泻肝散加柴胡、蝉蜕、黄芩，初一剂，用酒制大黄，公子畏药苦，不服，果成内障，目盲。（《痘疹心法·卷之十九·痘后余毒症治歌括》）

　　　热毒乘虚入腹中，大肠干涩便难通，
　　　如逢热结膀胱里，溲不来时又病癃。

　　　而今泄利又何如，治法难将一例拘，
　　　能食渴多知是热，脉微食少又为虚。

　　　泄利频频见脓血，此是大肠多蕴热，
　　　莫将倒靥一般论，只宜解毒不宜涩。（《痘疹心法·卷之十九·痘后余毒症治歌括》）

[诗后附案]

　　邑人张国重子，痘靥时面疮溃肿，脓水浸淫，泄下脓血，后重不食，先请闻延南，作噤口痢治，不效，请予治之。予察其症，乃是倒靥，非痢也。在痘科中，痢下脓血痂皮者生，水谷不化者死。在《伤寒论》厥阴经病论则曰：热蓄于里，当便脓血，勿治；痢尽脓血，自愈。予思此疾不死，不可亟治，乃买药制药，故延缓以待之，数日后，度其脓血将尽，乃用四君子汤加白芍药、枳壳、黄连、木香，一服，后重除，痢稍止，再服而能食，三服而痘靥告瘥。（《痘疹心法·卷之十九·痘后余毒症治歌括》）

　　胃家有热难留食，胃冷无缘纳水浆，
　　若是痘家多属热，呕家圣药是生姜。

　　一向蒸蒸热未除，治宜详审勿差殊，
　　便难烦渴方为实，清便饥疲本是虚。（《痘疹心法·卷之十九·痘后余毒症治歌括》）

[诗后附案]

　　一小儿痘后发热，大小便难，疮瘢带赤，他医言虚，欲用保元汤。予曰：不可，此实热也，因食辛热之物得之。果因食鸡而得，以连翘饮服之，愈。

　　一小儿痘后发热不止，食少喜睡，延予视之，疮瘢黑黯，乃知痘毒有陷也。予问：此儿痘疮脓水必清，痂皮必薄否？其家答曰：果然不成脓，不结痂，但水出皮脱而干也。予告之曰：凡痘出初，壮热昏睡，常候也。痘既收后，则邪气已尽，正气当复，热渐退，食渐加，精神渐爽，亦常候也。今皆不然，吾恐术无用矣。遂辞归。半月后，忽昏冒死。

　　邑染匠徐姓者一子，痘后发热，诸医或用小柴胡汤，或用竹叶汤，或用黄连解毒汤，皆不效，热益甚，请予治之。予用保元汤加当归（炒）、黑干姜，一服热去。（《痘疹心法·卷之十九·痘后余毒症治歌括》）

　　遍身青黑色非常，口噤涎潮身反张，
　　手足时时频瘛疭，不逢识者少安康。

搐搦非时俗曰惊，只因热毒内归心，

若有伤食增潮热，腹满多烦乃食蒸。(《痘疹心法·卷之十九·痘后余毒症治歌括》)

手足拘挛不得伸，起居艰苦只呻吟，

要知养血真良法，莫误终身作废人。

[诗后附案]

邑令君唐肖峰子十二岁，戊辰正月出痘，时唐公要吾偕入京，乃延予四子邦治、八子邦靖同韩凤岐医治，痘靥后右肩发一红肿，非痈也。韩以针刺之，其手不能举，三月末，肖峰北归，至上蔡闻之，甚忧。予慰之曰：勿忧，及至察之，其手不痛，但软弱无力，不能自举，必用左手持之，乃能举。唐公问故，予曰：此肝热气虚也。盖肝主筋，资血以养，寒则缩，热则张，惟补气养血则病自瘥。乃制一方，用人参、黄芪、当归、川芎、白芍药、川续断、甘草节、白术、桔梗、木香、薏苡仁、防风，共为细末，山药作糊为丸，服至半月而愈。(《痘疹心法·卷之十九·痘后余毒症治歌括》)

终日昏昏似醉人，口中妄语若邪侵，

谁知热入心包络，解毒安神泰宇清。

卒然昏睡不知人，饮食俱忘唤不醒，

邪毒从今都解散，精神自此渐和平。(《痘疹心法·卷之十九·痘后余毒症治歌括》)

[诗后附案]

蕲水汪元士子，癸丑四月出痘，靥后忽然闷绝，目闭口合，一家大哭。予曰：勿哭，吾固知有此病也。乃命吾次子邦孝作调元汤加麦门冬浓煎汁，斡开口，少与咽之，又令煮粥汤相间进之，须臾，平复如故。元士曰：神哉，先生之术！敢问何以预知有此？予曰：正气素弱，邪气方盛，壮火食气，气益弱矣。今邪气既退，正气将生，乃否极泰来之兆，所以戒勿扰乱，待其自苏。人不知此意，卒见闷绝，便将抱动，呼唤号哭，神气一散，其不救者多矣。时有二医在侧，周医云：向者起病，日犯太乙天符，尚恐有变。予曰：运气之论，岐黄之秘旨，专论其年，非谓起病日也。况主客之气，胜复之变，一岁之中，难以预料，岂可以是料病吉凶也？信如尔言，太乙天符日起病者凶，然则太乙天符年有病者，皆不可治也？向医曰：尚有余毒。予笑曰：取钱氏小儿书来，痘后余毒有三，一者疥，二者痈疖，三者目赤，未尝言有昏瞀也。盖痘疮或出不尽，发不透，靥不齐，或空壳无水，或清水非脓，此则有余毒也。今此痘起发胖壮，脓水饱满，有何余毒哉。（《痘疹心法·卷之十九·痘后余毒症治歌括》）

一朝手足冷如冰，盖覆重加不得温，
痘正盛时为逆症，病今差后作虚论。

咳嗽声多不得安，更无涕唾尽稠痰，
莫拘死局轻调理，好把权宜用散丸。（《痘疹心法·卷之十九·痘后余毒症治歌括》）

[诗后附案]

黄冈陶前墩子，出痘将靥时，咳嗽喘急，吾子邦正医，用甘桔汤加牛蒡子、麦门冬服之，未效，请予视之。予谓邦正曰：汝用方是，此证肺有火邪，火郁宜发之，即如前方去麦门冬，加紫苏、地骨皮，一服即效。（《痘疹心法·卷之十九·痘后余毒症治歌括》）

咳嗽之时两胁疼，阴阳左右被邪干，
不能升降多壅滞，解毒平和病早安。

未出腹痛斑毒攻，而今解毒已无壅，
不因燥屎或伤食，必是中虚要建中。

余毒留居心胃中，膈焦咽燥渴来攻，
若是脾虚津液少，自然形症不相同。

病后那堪猝失音，语言不出意沉沉，
咽伤苦痛痰多结，心热留邪舌不荣。

正气将回食渐加，缘何恶食却堪讶，
不因食壅脾重困，或是中虚病未差。

寒热往来形似疟，不拘早晚如期作，
只因调护少疏违，故惹风寒相击搏。

面目虚浮忽改形，腹中胀满喘声频，
邪风入肺疏通去，宿垢伤脾解利行。

桼桼浑身汗未休，肤濡发润亦堪忧，
卫中气弱荣中热，若到亡阳治不瘳。

血在身中怕妄行，火邪迫血血离经，
鼻中衄出堪调理，便溺中来祸非轻。

蛔动如从吐利中，必然肠胃热邪冲，
若闻食臭虫才出，此症虚寒勿妄攻。

狐惑之症声哑嗄，唇口生疮诚可讶，
龈根溃烂痄蚀疮，气臭血出名走马。

痘后宜行解利良，勿令热毒得为殃，
若逢余毒为诸症，缓药安能得早康。

能医恶疮是良工，不宜怪异及虚惊，
若然乍见成凶兆，枉请师巫祷鬼神。（《痘疹心法·卷之十九·痘后余毒症治歌括》）

余毒症治歌括

痘后缘何发痘痈，只因平塌少成脓，
毒邪蕴聚难消散，透节寻关出空中。

痈毒先要分经络，解毒调元兼里托，
决脓去毒急施功，莫待残形变为恶。

痘后缘何发大丹，只因毒火郁成然，
看他所发归何部，若归心肾治应难。

痘后缘何瘾疹成，只因毒火未全形，
若教发尽无停滞，免得重重怪证生。

痘后缘何靥不干，或时出血病难安，
只因毒气藏肌肉，蚀肉伤肌不忍看。

痘后缘何翳膜睛，只因热毒壅肝经，
还睛去翳多奇术，点洗常教作废人。

痘后缘何目畏明，肝虚又带火邪侵，
凉肝养血功无比，解使双眸得见人。

痘后缘何痢血脓，只因倒陷热肠中，
利尽脓血应自愈，莫教饶舌枉施功。

脓血痂皮一路来，待他自止莫疑猜，
和中清热施残着，劫涩轻投病转乘。

痘证曾无倒陷形，缘何脓血利频频，
只为大肠多火毒，通肠解毒效若神。

痘后缘何泄痢多，看他所出物如何，
痂皮脓血斯为顺，无分水谷梦南柯。

痘后缘何呕哕频，只因胃家毒气停，
错喉呛水宜施治，失声干哕枉劳心。

痘后缘何热不除，或因毒甚或元虚，
调元解毒分投用，引日须教保幼躯。

痘后浑身一向温，忽然发热不堪论，
内伤外感分投治，此个真机说与人。

痘后缘何腹里疼，或因伤食不能安，
看他虚实行消导，方显良工是折肱。

收后缘何食不思，只因伤食少人知，
谁知消导为良法，强忍成痈悔是迟。

收后缘何寒气攻，只因正气受虚空，
战惕畏寒还作热，大补汤丸药有功。
寒热往来似疟形，不分早晚依期临，
只因脾胃多虚弱，补中益气有神灵。

收后缘何手足寒，好将元气补虚看，
六脉细沉如欲绝，治若乖方自惹愆。

痘后缘何神识昏，终朝喜睡不惺惺，
只因毒解神虚倦，气血平和四体宁。

痘后缘何不识人，口中妄语似邪侵，
只因热伏心包络，治此无差妙入神。

痘后缘何又发惊，只因毒火内攻心，
清心散火惊宜退，发作无休命必倾。

痘后缘何手足挛，只因血少受邪干，
补脾养血神仙诀，不遇知音莫浪言。

痘后缘何咳嗽多，只因毒火肺中摩，
清金降火平和气，肩息胸高梦南柯。

痘后缘何肿胀生，或风或水食伤成，
肿属肺经宜汗解，胀属脾经利解宁。

痘后缘何小便迟，膀胱蓄热少人知，
不将导赤为良法，只恐迟延有变时。

痘后缘何大便难，只因肠胃津液干，
润肠胆导宜兼用，纵有余邪粪后安。

痘后缘何雨汗淋，只因弱卫热其荣，
自汗黄芪汤最胜，盗汗当归药有灵。

热热浑身汗不休，肤濡发润亦堪忧，
卫中气弱荣中热，莫待亡阳治不瘳。

痘后缘何吐衄侵，只因毒甚血狂奔，
要他血止宜清血，不止终为薤露人。

血在身中莫妄行，火邪迫血血离经，
鼻中细出堪调理，屎尿中来祸不轻。

痘后缘何忽吐蛔，只因内热又伤肌，
但闻食臭虫应出，呕吐心烦急早医。

蛔动如从吐利中，必从肠胃热邪攻，
若闻鼻血虫应出，此属虚寒勿妄攻。

痘后缘何发口疮，只因辛热助诸阳；
牙龈臭烂防穿颊，唇口生疮怕哑张。

痘后缘何不长肌，只因气血两相亏，
平和丸散宜常服，不可偏寒气血兮。

痘后缘何多怪症，详审从来犯若何，
汤丸饮食风寒事，须寻根底处消磨。

水湿风寒宜避忌，洗拭挦抓祸莫饶，

痘后腹中最易伤，辛生冷热莫轻尝，

若贪口味浑无忌，犯却中和变内伤。（《片玉痘疹·卷之十二·余毒症治歌括》）

[诗后附案]

胡三溪子，己酉冬出痘，初发热便咬牙，戛戛有声，精神昏愦。予见之，叹曰：逆证也，乃肾虚证。盖肾主骨，齿者骨之余，肾水不足则毒火无制；火气煽动，故上下相戛而有声。陈氏所谓齿槁者是也。果卒。（《痘疹心法·卷之十三·发热症治歌括》）

黄冈程旋溪子，未一岁，时值家中出痘，请予视之。予见此儿多笑，知其心火有余，乃令蔡朝宸用黄连一钱，山栀仁七分，辰砂五分，水为丸服之。三日后，笑渐减少。时辛未三月十九也，廿一日发热，忽作喘，喉中涎响，汩汩有声，旋溪惊，予曰：此肺热证，幸不肩息足冷。乃作清金散火汤，一剂而减半，再剂而喘定。（《痘疹心法·卷之十三·发热症治歌括》）

徽人吴印墩子出痘，胡三溪邀予同往。视之，磊落红活，顺痘也。其儿脾胃素弱，起发略迟，复请医万世乔，见不起发，谓其气虚，妄投陈氏木香散一剂，痘转平不起，又投陈氏异功散一剂。其家惊惧，再请予同三溪视之，曰：噫！死矣！（《痘疹心法·卷之十五·起发症治歌括》）

里中林霄，年二十余染痘，初发热，小便血。予闻之叹曰：不可为矣。或问其故？予曰：乙未春，蕲水桃树坳徐氏出痘，死者十八人，皆小便血也。霄越三日殒。（《痘疹心法·卷之十三·发热症治歌括》）

蕲水汪沙溪家，癸丑年出痘，请鲁家湖黑神托巫语云：尔家十八人，六人不可救也。初出痘，一婢死，急请予往，又一婢发热癫狂，予见之曰：热剧矣，当速解之。沙溪曰：专为吾孙请公，非为此婢也，且神言不吉者六人，奈何？予曰：人有贵贱，医无分别，仆到当悉治之，神言不足信也。乃作三黄汤大剂与之，得利，热减神清，痘出而安。余十七人，悉活之。（《痘疹心法·卷之十三·发热症治歌括》）

蕲水徐淑道，十三岁出痘，请先君菊轩医治，一日归家而叹。全问曰：有何事？先君曰：蕲水徐生出痘，父丧母寡，今不可治矣。全问其症，先君曰：痘已成脓，只待收靥，今变黑归肾，故不可治。全曰：全能治之。乃往视之，见其痘磊落，脓浆饱满，神识清爽，语言清亮，自告予曰：先生救我。问其大便，五日未通。全告先君曰：此痘正宜收靥，里实热蒸，故溃烂也。其色苍黑，亦正色也，但解其里即靥矣。先君问以何方？全曰：四顺清凉饮与之。一服，下燥屎二十余枚，痘随收靥而安。先君问全曰：汝未习医何以知其变色为正色，非归肾也？全曰：此在邵子皇极经世中，乃诵其东赤、南白、西黄、北黑之言，而详解之。先君喜曰：汝以儒为医矣。（《痘疹心法·卷之十六·成实症治歌括》）

蕲水一屠家子出痘，正灌脓时，请一巫者，诵咒喷水解厌后，忽加瘙痒，痘形平塌，其色青白而气腥臭。予往视之，曰：此犯房室秽气也。急令买胶枣三斤，烧烟熏之，疮转红活而痒亦止。问其故，老巫他往而子代之，有房事。（《痘疹心法·卷之十五·起发症治歌括》）

时邻居曾显荣长子，出痘密甚，将靥，亦泄泻，痘变灰白，又作痒，巫来请药。先君即以前未尽剂（予长子邦忠，三岁出痘，先君年八十始得一孙……至脓成将靥时，忽作泄泻，疮变灰白……命作木香散服之。编者注），姑与服之，泄亦止，而疮转红活不痒矣。（《痘疹心法·卷之十六·成实症治歌括》）

蕲水周望峰女，出痘后目闭不开，予曰：令爱痘顺，无余毒，必羞明症也。乃试之，向暗则开，目不赤，向明则闭，又不流泪，此肝经火邪未除耳，乃用羌活、防风、当归梢、川芎、柴胡、蔓荆子、密蒙花、生甘草、淡竹叶，一服而目开，遍身痘瘢肿凸而起，再用四物汤加防风、荆芥、人参、连翘、生甘草，服之，愈。（《痘疹心法·卷之十九·痘后余毒症治歌括》）

痘成脓，面部将靥，因渴，饮过多，以致自痢，用白术散服之，渴泻俱止，愈。

痘成脓少食，忽作泄泻不止，痘变灰白，用木香散、豆蔻丸服之，愈。

痘将靥，忽作泄泻，口渴饮水，小便短少，其痘胖壮红润，此内热也。用五苓散加黄芩、白芍药煎，调益元散服之，愈。

痘起脓成能食，一向溏泻未止，用钱氏异功散加木香、诃子肉服之，愈。（《痘疹心法·卷之十七·收靥症治歌括》）

痘子出后，遍身都是空壳，不作脓水者，此名空痘。不治，八九日死。不死者，亦发痈毒难调。

痘子出现，起发之时，中陷干黑者，此名鬼痘，用胭脂水涂，勿使蔓延。若不急治，当靥不靥，乍起乍塌，多作番次而出，连绵日久而死。

痘子出现，三两成丛，根脚坚硬成块者，此名痘母。不治，六七日死。

痘子出现起发时，中间有痛如刀剜者，叫哭不止，此名痘疔。不治，五六日死。

痘子初出便成血泡，或水泡，随即破坏，此名烂痘，不治，二三日死。

痘子将出，身上有红肿结硬处，似瘤非瘤，似痈非痈，亦名痘母。不治，三五日死。

痘子将靥时，不能成痂，皮脱肉黑者，此名倒靥，不治。

痘子将靥之初，不能成痂，皮肉溃烂，脓水淋漓者，此名痘癫。能食则生，不能食则死。

痘子脓水将成之时，其疮自破，有孔而深，此名倒陷，不治。

痘子起发时，疮色娇艳，皮肉绯红者，此名嫩痘。八九日后不能成痂，痒塌死。

痘子起发时，枯燥不润，塌伏不起，皮肤皱揭者，此名干痘。不治，五六日加烦满喘急而死。

痘子起发时，皮嫩易破，摸之湿手者，此名湿痘。不治，六七日痒塌而死。

痘子起发养浆之时，疮头有孔，浆水漏出者，漏疮。五六日后，痒塌死。（《痘疹心法·卷之十三·治痘歌括》）

滑泄不止，食少腹胀，足冷，痘灰白色，脉细无力，此犯五虚不治，必死。（《痘疹心法·卷之十七·收靥症治歌括》）

一小儿痘后发痈，即请予治。予用解毒内托散调理，愈。

一小儿痘后发痈，即请予治之。予用十全大补汤加连翘、金银花治之，愈。盖其痈已溃，故用是方。凡溃痈者，以是治之，未有不愈者。（《痘疹心法·卷之十九·痘后余毒症治歌括》）

疹毒症治歌括

疹为胎毒发于心，肺与相连热毒侵，
咳嗽鼻中清涕出，且观双目泪盈盈。

凡遇冬温最不祥，民多疫疠发疮痍，
或逢斑疹相传候，可用汤丸最解良。

斑疹须明岁气先，勿轻汗下作伤寒，
察人虚实施方法，莫犯天和损寿元。

疹喜清凉痘喜温，能知疹痘不同论，
疹苗痘实无人解，谨始虑终用意斟。

疹毒从来解在初，出尽毒解忧可无，
腹中胀痛邪犹伏，喘促昏沉命必殂。（《痘疹心法·卷之二十·疹毒症治歌括》）

[诗后附案]

邑人胡道松，四岁病疹，先请甘大文视之，三日疹不出，烦躁甚，乃请予，文又作荆防败毒散。予止之曰：此皆发热之药，无解毒之用，况天大热，又无时令之药一二味在内，则阳愈胜，阴愈亏，阴阳不和，此疹所以不出也，吾作东垣凉膈散加玄参、升麻，一服疹出，三日起。（《痘疹心法·卷之二十·疹毒症治歌括》）

过期不出势淹延，毒伏身中出现难，

急用透肌休怠玩，岂堪脏腑受熬煎。（《痘疹心法·卷之二十·疹毒症治歌括》）

[诗后附案]

甘大文从吾学医，长男发热，予见之曰：疹也。三日不出，身凉神倦，坐卧不宁。予谓大文曰：汝子疹毒不出，外凉内热，毒火内伏，故烦而坐卧不安也。不急治，且危，文泣求医。予乃用葛根汤加麻黄、石膏以发之。一服疹尽出，色白不红。予曰：此血虚也。用四物汤加防风，一服色变红，遂愈。（《痘疹心法·卷之二十·疹毒症治歌括》）

蒸蒸发热咳声频，目胀面浮气上行，

坐卧不安痰唾少，肺焦叶举热邪蒸。

火热熏蒸汗润身，毒邪并迫血违经，

汗多卫表邪从散，血去荣中毒少轻。

发热之时吐利并，任他所出不须惊，

胞胎蓄毒从今解，肠胃停污自此清。

毒火熏蒸气上炎，咽喉自此正烦疼，

从来痘疹多咽痛，莫作寻常喉痹看。

痘疹如焚饮水烧，炎邪未许一杯浇，

咽喉干燥心家热，津液枯虚胃脘焦。

一齐涌出莫惊惶，顷刻浑身朱锦装，
似痘出时随又没，如斑红赤却成疮。

痘疮赤艳痒来攻，疹子红鲜毒得松，
白疹血虚犹可疗，黑斑候恶莫相逢。

疹子出没合阴阳，出以温和没以凉，
连出不收阳气盛，迟迟间出是阴强。

疹出浑身似火烧，毒邪壅甚急难消，
解肌只许皮肤暖，救里宜令便溺调。

疹疮出尽得安宁，邪未尽时气未平，
怫怫热烦邪尚炽，频频呕泄毒犹蒸。

疹毒余邪最作殃，几经恶候致张皇，
时行疠气传相似，疫鬼勾魂赴北邙。

疹后流连热不除，蒸蒸烙手发毛枯，
肉消骨立成疳瘦，得遇良工病可苏。

发热无休神渐昏，忽然瘛疭事堪惊，
莫将风痫同调治，小便宜多患早宁。

疹毒流殃走马疳，牙龈溃烂食难尝，
唇疮声哑成狐惑，漏颊穿喉旦夕亡。

疹毒渐成休息痢，昼夜不停多窘急，
勿轻劫涩图霸功，切忌噤口成恶疾。（《痘疹心法·卷之二十·疹毒
症治歌括》）

[诗后附案]

郧阳杨举人子，疹后痢下鲜血，余授一方，用当归梢、生地黄、
白芍药、条芩（炒）、黄连（炒）、人参、生甘草、枳壳、乌梅肉调
理而愈。时郡中出疹，但病痢血者，杨公授此方皆效。（《痘疹心法·
卷之二十·疹毒症治歌括》）

疹后连绵上气咳，发作百声终不歇，
胸高肩息目虚浮，摆手摇头泉下客。

疹家禁忌法须防，盐醋鸡鱼不可尝，
欲莫从心终是福，物多爽口定为殃。

疮疹收还幸平复，饮食如常无靦靦，
心腹绞痛忽倾亡，还是气虚中恶毒。

婴稚初离胎壳中，遍身斑驳似朱红，
胎中热毒皮中现，莫作时行斑疹同。

发热蒸蒸便已硬，皮红似锦是名斑，
莫将疹毒雷同论，笑煞时人丑类看。（《痘疹心法·卷之二十·疹毒症治歌括》）

麻疹骨髓赋

麻疹之症，宜用清凉。解毒而已，其症属火。疹虽胎毒，多带时行。气候暄热非令，男女传染而成。其发也，与痘相似；其变也，比痘匪轻。愚夫愚妇每视为泛常，若死若生总归于天命。不知毒起于脾，热流于心。始终之变，肾则无症；脏腑之伤，肺则尤甚。闭门问途，不如路中寻径；扬汤止沸，不若灶内抽薪。

初则发热，亦似伤寒。目出泪而不止，鼻流涕而不干。咳嗽大急，烦躁难安。以火照之，隐隐皮肤之下；以手抹之，溅溅肌肉之内。其形如疥，其色若丹。随出随没，乍隐乍见。根窠若肿兮，疹而兼瘾；皮肤如赤兮，疹似夹斑。似锦而明兮，十有九效；如煤而黑兮，百无一痊。疹毒最重，治法不同。微汗常出，热势越而不流；清便自调，毒气行而无壅。腠理怫郁兮，即当发散；肠胃秘结兮，急与疏通。苟视大而若细，恐变吉而为凶。故衄血不必忧，邪从衄解；痢血不必止，毒以痢松。所喜者，身中清凉；可畏者，咽中肿痛。饮水不休，法在生津养血；饮食欲减，方须救胃平和。

且如出之太迟，发表为贵；出之太甚，解毒堪宜。毋伐天和，常视岁气。寒气凛凛，毒气郁而不行；火热炎炎，邪气乘而作疹。或施温补，勿助其邪；若用寒凉，休犯其胃。制其过，但取其平；诛其暴，必欲其正。远寒远热，阴阳之胜负不齐；责实责虚，人品之强弱或异。

防风荆芥，散腠理之留邪；升麻葛根，解荣卫之蕴热。人参养气，生地凉血。黄连入心而泻火，黄芩入肺而定咳。玄参石膏，治邪火之浮游；栀子连翘，开恶毒之郁热。瓜蒌润肺止渴，须合麦冬；知母生津降火，必同黄柏。芍药治乎腹痛，白术止乎脾泻。溺若涩兮苓通，咽常痛兮甘桔。心神惊妄兮，镇以辰砂；脏腑秘结兮，利以大黄。牙齿生疳，文蛤配乎马涧；咽喉若瘴，射干助以牛蒡。五味杏仁，治喘气之吩吩；薄荷竹叶，解肤热之洋洋。火烧人屎，蜜炒麻黄。发疹毒之出现，令邪气之舒张。枳实山楂，治食积而化毒；兜铃地骨，清肺热以回疮。疮形既出，将息甚难。坐卧欲暖，饮食宜淡。

风寒若受兮，为肿为热；咸酸不禁兮，为咳为喘。异气纵感，变症宜参。便多脓血兮，仓廪血热；咳多涎沫兮，华盖易寒。口烂唇裂，心火之病未退；皮焦发槁，荣卫之液将干。苟不详于临证，何以见其折肱。

治此变证，各有奇方。身热不出，柴胡合乎四物；口疮苦甚，甘桔对乎三黄。消肿定喘兮，葶苈助效；化痰止咳兮，顺气为良。气血已虚，八物增损而可饮；水谷不纳，二陈酌斟以堪尝。痢血兮，香连丸去豆蔻，而加陈皮黄柏；咳血兮，五拗汤去麻黄，而加茅根地黄。此疹科之治法，继痘科而再详。（《片玉痘疹·卷之十三·麻疹骨髓赋》）

麻 疹

西 江 月

麻疹俗呼麻子，盖因火气熏蒸，遍身红点朱砂形，发自心脾二经。最忌黑斑死证，最宜赤似朱蚊，大抵治法喜凉清，不可辛甘犯禁。

疹子因何咳嗽，只因肺与心连，肺经被火苦熬煎，以致咳嗽气喘。治要清金降火，不宜误用辛甘，譬如包子蒸笼燃，只要气松火缓。

疹子如何辨认，分明状似伤寒，此多咳嗽有红斑，喷涕眼中水现。或见腹中疼痛，或时吐泻相兼，疹家吐泻不须安，正要毒除热散。

疹与痘疮异治，二家不可同方，痘宜温解疹清凉，又要现形为上。若受风寒不出，其间凶险难当，急宜发散保平康，切怕神昏腹胀。

凡遇疹未出现，详看天令如何，假令日暖又风和，败毒荆防堪可。若是时行疫疬，芩连消毒宜多，用心调理救沉疴，坐井观天莫学。

且看荆防败毒，此为发散仙方，荆芥防风生地黄，酒炒芩连二样。桔梗人参甘草，连翘升麻牛蒡，玄参酒柏妙真良，竹叶水煎停当。

又有芩连消毒，散火解毒尤佳，芩连栀子及升麻，桔梗甘草多把。石膏人参知母，连翘蒡子红花，引用竹叶要多加，此个方无价。

若是发散不出，令人真个忧疑，麻黄酒蜜炒如煤，栀柏芩连一例。更着大黄酒炒，连翘蒡子相宜，石膏蝉蜕红花子，不效命离尘世。

如见出时紫黑，此般今古多凶，急求人屎路归东，火烧存性取用。细研酒调吞下，须臾黑色变红，若还依旧黑朦胧，劝你心肠休用。

疹子现形发热，常时只用化斑，石膏甘草及人参，桔梗连翘灵验。若是毒多热甚，芩连消毒为先，大便秘结大黄添，务令微通数遍。

疹子类多咽痛，火邪熏灼无他，连翘甘桔要多加，射干蒡子煎罢。外用十宣妙散，吹喉休要吁嗟，假如见效莫争差，消毒芩连妙也。

疹子再兼泄利，预先用药调医，泄时减桂五苓宜，加上甘草滑石。如是痢兼赤白，香连丸子相随，大端痢止便为奇，不效令人疑忌。

疹咳声声气促，只消降火清金，黄芩栀子赤茯苓，桔梗石膏一定。知母人参地骨，瓜蒌麦冬杏仁，玄参蒡子妙如神，竹叶将来作引。

疹后须防四症，不治常致误人，遍身余热欠清宁，咳嗽连声牵引。牙齿疳生走马，痢下赤白难禁，各求方法慢品论，才是医中之圣。

为何身间壮热，只因余毒留连，金花丸子是灵丹，栀子芩连龙胆。郁金雄黄解毒，灯心地骨汤吞，若还脾弱热绵延，集圣胃苓任选。

咳嗽频频不止，或因不禁酸咸，又如火毒肺家延，尤恐脚高气喘。体实兼行葶苈，神虚清肺神丹，如斯调理保平安，莫向风波弄险。

葶苈丸除肺热，杏仁防己葶苈，牵牛莱菔子相随，枣肉捣成为剂。清肺神丹降气，盐水煮焙陈皮，芩连甘草杏仁泥，苏子稀糊为最。

口齿生疮臭烂，此名走马凶疳，金花丸子好求安，外用除疳妙散。先取尿桶白涧，火烧白色如盐，五倍铜绿退纸蚕，砒枣烧成黑炭。

赤痢下时鲜血，黄连柏叶槐花，枳壳荆芥穗同加，痢止血除才罢。白痢茱萸滑石，糯根枳壳升麻，乌梅取肉作丸佳，赤白香连可下。

四疾更防死证，临门休得殊差，儿多体热瘦如麻，咳嗽面青声哑。走马唇齿肉落，痢疾噤口吁嗟，此般即是死冤家，不可骑牛作马。

麻疹之症面必红，咳嗽喷嚏鼻流脓，
眼泪汪汪如哭状，莫作伤寒一样功。
麻子未出用荆防，升麻干葛炒牛蒡，
知母桔梗同国老，薄荷石膏多用良。
麻子出甚用桔甘，石膏知母加人参，
麦冬去心牛蒡炒，竹叶同煎名化斑。
麻后咳嗽仍不退，清肺散子调竹沥，
潮热人参麦门冬，木通知母甘草炙。
生地黄与地骨皮，解热清心又清肺，
若变痢疾同香连，走马疳疮文蛤最。　（《片玉痘疹·卷之十三·麻疹》）

眼 病

西 江 月

　　小儿眼目多病，皆因自食酸甘，脏生邪热炙其肝，冲发于目为患。或为赤肿痒痛，或多眵泪遮幔，甚则翳膜掩瞳间，更有睛盲雀眼。

　　眼目部分当识，五脏各属一位，黑珠属肝白珠肺，瞳仁又属肾水。大小两角虽异，心火是则属之，上下两胞属何如，脾上中央定位。

　　目内若见赤色，心经积热上冲。导赤加连并防风，更有洗心堪用。又或现出黄色，此为脾热蒸攻，泻黄散子有神功，此方又医浮肿。

　　小儿目患赤痛，难用点药医攻，只将汤药内疏通，外用敷药止痛。汤药洗心肝散，敷药田螺连同，二味共研要通融，纸摊贴之休动。

　　如或要用点药，莫将眩药妄行，只把黄连细研匀，将大田螺水浸；药末纳入螺内，须臾黄水流行，蘸水点入眼中存，热退凉生痛定。

　　目痛肝经风热，泻肝散是仙方，外用乳洗目清凉，勿使点药轻妄。久病目生白膜，肝虚之症消详，虚则补母用地黄，养血养精为上。（《片玉心书·卷之五·目病门》）

耳 病

西 江 月

　　寻常耳中水出，日久干结难通，虽然聤耳不为凶，只恐成脓堪痛。治在少阳风热，肾经湿热同攻，红绵鳝血可消脓，方子分明选用。(《片玉心书·卷之五·耳病门》)

鼻 病

西 江 月

　　小儿若是鼻塞，风寒各有根由，伤风清涕必长流，干燥伤寒热搐。清涕荆防发散，干燥火热中求，芩连栀柏可同俦，引用葱姜平复。

　　忽然鼻中衄血，五脏积热所为，血随气上溢于鼻，治用凉血为主。川芎当归赤芍，生地黄芩生栀，黄连甘草牡丹皮，柏叶茅根煎吃。(《片玉心书·卷之五·鼻病门》)

治　鼻

鼻中相通呼吸门，唇依牙齿齿依唇，
耳司采听当嫌塞，舌主声音似锋铃。（《育婴家秘·卷之四·治鼻》）

口齿病

西江月

　　上下牙龈黑烂，龈宣息露堪嗟，败唇穿鼻落齿牙，迅速呼为走马。肉坏咽喉可畏，啼声渐变哑嘎，又名狐惑兆非佳，治疰回疮无价。（《片玉心书·卷之五·牙齿门》）

舌　病

西江月

　　小儿重舌木舌，心脾蕴热攻中，舌下生舌两重重，木舌大硬肿痛。急用针刺去血，何妨鲜血流红，枯矾搽上有神功，解热消风可用。（《片玉心书·卷之五·舌病门》）

咽 喉 病

西 江 月

　　小儿咽喉部位，一身躯命所关，蕴积热毒膈胸间，致生风痰不散。病虽数种各别，治宜去痰为先，后解风热病斯痊，迟有难救之患。

　　咽喉若然有疾，治宜认其重轻，轻者甘桔散先行，重则化毒当进。如或喉肿口噤，开关散子宜熏，喉风急教散通神，吐痰消肿退病。

　　如患单双蛾症，治者不可胡行，可针之症要用针，不当针时要禁。只用熏渗等药，退后依次施行，蟾酥锭子点疮疔，疮毒自消可幸。（《片玉心书·卷之五·咽喉门》）

解　颅

解颅八物，有热加连，
以绵系束，香附白敛。（《片玉心书·卷之五·形声门》）

囟 巅 诗

乳食不常饥饱起，寒热积脾气上冲，
致成此症随轻重，风热相交未易攻，
治宜退热疏风症，泻青丸子显神功。（《片玉心书·卷之五·形声门》）

囟 陷 诗

泻泄久而气血虚，不能上冲元气亏，
狗脊炙黄为细末，鸡蛋白调服即愈，
药用参苓白术散，服之此症顷能除。（《片玉心书·卷之五·形声门》）

龟 胸 诗

小儿龟胸症，肺热胀如胸，
加减葶苈丸，服之有神功。（《片玉心书·卷之五·形声门》）

龟 背 诗

龟背为恶症，肾风入骨髓，
内服枳壳丸，炙法宜相继。（《片玉心书·卷之五·形声门》）

滞 颐 诗

脾胃虚寒涎自流，不能收敛渍颐谋，
半术姜陈青皮末，一岁一丸米饮投。（《片玉心书·卷之五·形
声门》）

语 迟 诗

受胎母即有惊邪，二气乘心舌未加，
菖蒲茯神参远志，麦冬当归乳香砂，
蜜丸粟大吞二十，薄荷汤下可见瘥。（《片玉心书·卷之五·形
声门》）

行 迟 诗

肝肾二经俱不足，肝主筋兮肾主骨，
若要二经气血充，加味地黄能助补。（《片玉心书·卷之五·形
声门》）

发齿生迟诗

发久不生生不黑，齿久不生生不齐，
肾虚血弱成斯症，地黄丸子俱能医。（《片玉心书·卷之五·形
声门》）

杂 症

小儿吃泥土，脾热用泻黄，
集圣相间服，疳成不可当。
小儿合面睡，原来热在心，
只用导赤散，泻心与凉惊。
小儿多白尿，落地如米泔，
胃苓盐汤送，数服解忧煎。

小儿大便清，邪热在肝经，

只用泻青丸，此法效如神。

小儿粪焦黄，邪热在脾乡，

谁知泻黄散，端的是奇方。（《片玉心书·卷之二·异症》）

鞠养以防其疾

养子须调护，看成莫纵驰，

乳多终损胃，食壅即伤脾。

衾厚非为益，衣单正所宜，

无风频见日，寒暑顺天时。

父母常将幼子怜，几因爱恤取愁烦，

育婴家秘无多术，要受三分饥与寒。

头要清凉背要温，露其下体养真阴，

天时勿犯如春候，寒热乖违客气侵。

乳为血化美如饴，肉谷虽甘更乱真，

到得后来能食日，莫教纵恣损脾阴。

耳目之神寄在心，异闻异见易生惊，

痰生气逆因成痫，恨煞终身作废人。

医不执泥曰上工，能知富贵与贫穷，

生来气体分清浊，居来看承又不同。

小儿初诞多胎疾，能食过多为食积，

于斯二者作提纲，仲阳复起从吾议。

惊痫原来肝有余，脾常不足致疳虚，

形体不全知肾弱，上医会得谨其初。（《育婴家秘·卷之一·十三科》）